Christoph Klingelhöffer

Vitamin C gegen Krebs

Christoph Klingelhöffer

Vitamin C gegen Krebs

Untersuchung zur Ascorbinsäure-vermittelten anti-Tumor-Wirkung: Oxidativer Stress als Auslöser selektiver Zytotoxizität

Südwestdeutscher Verlag für Hochschulschriften

Impressum/Imprint (nur für Deutschland/only for Germany)
Bibliografische Information der Deutschen Nationalbibliothek: Die Deutsche Nationalbibliothek verzeichnet diese Publikation in der Deutschen Nationalbibliografie; detaillierte bibliografische Daten sind im Internet über http://dnb.d-nb.de abrufbar.
Alle in diesem Buch genannten Marken und Produktnamen unterliegen warenzeichen-, marken- oder patentrechtlichem Schutz bzw. sind Warenzeichen oder eingetragene Warenzeichen der jeweiligen Inhaber. Die Wiedergabe von Marken, Produktnamen, Gebrauchsnamen, Handelsnamen, Warenbezeichnungen u.s.w. in diesem Werk berechtigt auch ohne besondere Kennzeichnung nicht zu der Annahme, dass solche Namen im Sinne der Warenzeichen- und Markenschutzgesetzgebung als frei zu betrachten wären und daher von jedermann benutzt werden dürften.

Coverbild: www.ingimage.com

Verlag: Südwestdeutscher Verlag für Hochschulschriften GmbH & Co. KG
Heinrich-Böcking-Str. 6-8, 66121 Saarbrücken, Deutschland
Telefon +49 681 37 20 271-1, Telefax +49 681 37 20 271-0
Email: info@svh-verlag.de

Zugl.: Würzburg, Die Julius-Maximilians-Universität, Diss., 2011

Herstellung in Deutschland:
Schaltungsdienst Lange o.H.G., Berlin
Books on Demand GmbH, Norderstedt
Reha GmbH, Saarbrücken
Amazon Distribution GmbH, Leipzig
ISBN: 978-3-8381-3062-0

Imprint (only for USA, GB)
Bibliographic information published by the Deutsche Nationalbibliothek: The Deutsche Nationalbibliothek lists this publication in the Deutsche Nationalbibliografie; detailed bibliographic data are available in the Internet at http://dnb.d-nb.de.
Any brand names and product names mentioned in this book are subject to trademark, brand or patent protection and are trademarks or registered trademarks of their respective holders. The use of brand names, product names, common names, trade names, product descriptions etc. even without a particular marking in this works is in no way to be construed to mean that such names may be regarded as unrestricted in respect of trademark and brand protection legislation and could thus be used by anyone.

Cover image: www.ingimage.com

Publisher: Südwestdeutscher Verlag für Hochschulschriften GmbH & Co. KG
Heinrich-Böcking-Str. 6-8, 66121 Saarbrücken, Germany
Phone +49 681 37 20 271-1, Fax +49 681 37 20 271-0
Email: info@svh-verlag.de

Printed in the U.S.A.
Printed in the U.K. by (see last page)
ISBN: 978-3-8381-3062-0

Copyright © 2012 by the author and Südwestdeutscher Verlag für Hochschulschriften GmbH & Co. KG and licensors
All rights reserved. Saarbrücken 2012

INHALTSVERZEICHNIS

1 Einleitung 1
   1.1   Zielsetzung 5
2 Fragen 8
3 Material und Methoden 9
   3.1   Zelllinien 9
   3.2   Zellkulturmedien 9
   3.3   Inkubationsversuche mit Ascorbinsäure 10
   3.4   Inkubationsversuche mit Wasserstoffperoxid 11
   3.5   Inkubationsversuche mit Katalase 11
   3.6   Photometrische Bestimmung der Zellvitalität 12
   3.7   Datenauswertung 13
4 Ergebnisse 14
   4.1   Ascorbinsäure-Effekte nach 2 Stunden Inkubation 15
   4.2   Ascorbinsäure-Effekte nach 14 Stunden Inkubation 19
   4.3   Ascorbinsäure-Effekte nach 7 bzw. 4 Stunden Inkubation 25
   4.4   Bestimmung der EC_{50}-Werte 28
   4.5   Induktion von Zelltoxizität durch Wasserstoffperoxid 29
   4.6   Schutz vor der Wasserstoffperoxid-induzierten Zelltoxizität 31
   4.7   Nachweis eines zelltoxischen und stimulierenden Effektes
          von Ascorbinsäure 32
5 Beantwortung der Fragen 34
6 Diskussion 35
   6.1   Ascorbinsäure-empfindliche und -resistente Tumorzelllinien 35
   6.2   Selektive Wirkung von Ascorbinsäure auf maligne
          und benigne Zellen 37
   6.3   Ascorbinsäure vermittelt zelltoxische Effekte durch Bildung von
          Wasserstoffperoxid 39
   6.4   Ascorbinsäure beeinflusst die Aktivität mitochondrialer
          Dehydrogenasen 40
   6.5   Klinische Studien zur Ascorbinsäure 41
7 Ausblick 43
8 Zusammenfassung 44
9 Literaturverzeichnis 46
10 Anhang 51

1 EINLEITUNG

Ascorbinsäure (*acidum ascorbinicum*) ist das unter anderem in Frischgemüse und Zitrusfrüchten natürlich vorkommende „antiskorbutische" Vitamin C. Es ist ein essentieller Nahrungszusatz und ein wichtiges Coenzym für verschiedene Enzyme, wie der Prolyl-Hydroxylase, einem Schlüsselenzym bei der Kollagenbiosynthese (Levine M, 1986; Levine M et al., 1997). Ein Mangel an Vitamin C vermindert die Aktivität der Prolyl-Hydroxylase und führt zu Skorbut, einer in der Vergangenheit gefürchteten Vitaminmangel-Erkrankung. Der ungarische Nobelpreisträger Albert Szent-György isolierte Ascorbinsäure 1929 und identifizierte es als das gegen Skorbut wirksame Vitamin C.

Die Bedeutung von Ascorbinsäure als „Krebsschutzfaktor" wird bereits seit längerem kontrovers diskutiert (Cameron E u. Rotman D, 1972; Cameron E u. Pauling L, 1976 u. 1978; Cameron E et al., 1979). In den 50er Jahren des 20. Jahrhunderts wurde die Tumor-hemmende Wirkung der Ascorbinsäure mit ihrer Funktion als Coenzym bei der Kollagenbiosynthese in Verbindung gebracht. Es wurde vermutet, dass Ascorbinsäure die Kollagensynthese steigert, wodurch das Bindegewebe kompakter und somit die Tumorzellen an der Ausbreitung gehindert werden. So interpretierte McCormick Krebs als eine Kollagenerkrankung (McCormick WJ, 1954 u. 1959). Diese Annahme erscheint auch heute noch einsichtig, da bekannt ist, dass Tumoren große Mengen an Laktat produzieren können, das – in das umliegende Gewebe abgegeben – die extrazelluläre Matrix zerstört, und den Tumorzellen ermöglicht, in diese Bereiche vorzudringen, aber auch um von hier aus in fremde Gewebe abzusiedeln (Walenta S et al., 2000). Weniger kompaktes Bindegewebe erleichtert möglicherweise das Absiedeln einzelner Tumorzellen aus dem Tumor.

Seit den 60er Jahren des 20. Jahrhunderts stehen die antioxidativen Eigenschaften der Ascorbinsäure im Vordergrund. Die Tumor-hemmende Wirkung wird seitdem damit erklärt, dass Ascorbinsäure freie Radikale neutralisiert, die als extrem reaktionsfreudige Moleküle die Erbsubstanz (DNA) schädigen können und so maligne Entartungen auslösen (Maliakel DM et. al., 2008; Murray JC et al., 2008; Hoelzl C et al., 2008). Nach einer aktuellen Publikation von Gao et al. aus dem Jahr 2007 schützt Ascorbinsäure die DNA aber nicht direkt vor Schäden durch Radikale, sondern sie wirkt auf ein Protein mit der Bezeichnung HIF-1 (Gao P et al., 2007).

HIF-1 (abgeleitet von *hypoxic-induced factor 1*) hilft der Zelle unter Sauerstoffmangel (Hypoxie) Glukose in Energie umzuwandeln. Hierzu steigert HIF-1 die Expression von Enzymen der Glykolyse und regt zudem die Bildung neuer Blutgefäße (Neovaskularisierung) zur Verbesserung der Sauerstoffversorgung an. HIF-1 besteht aus einer konstitutiv exprimierten Beta-Untereinheit und einer Sauerstoff-abhängig regulierten Alpha-Untereinheit. Durch Bindung an bestimmte Promotorbereiche der DNA mit der Bezeichnung HRE (*hypoxia response element*) induziert HIF-1 die Expression angiogenetischer Faktoren wie z.B. VEGF – den *vascular endothelial growth factor*. Schnell wachsende Tumoren verbrauchen viel Glukose und geraten sehr rasch unter hypoxische Bedingungen. Fehlt ihnen in dieser Situation das Protein HIF-1, dann können sie nicht mehr wachsen. HIF-1 ist aber nur funktionsfähig, wenn freie Radikale vorhanden sind. Werden diese von Antioxidantien wie der Ascorbinsäure neutralisiert, dann ist HIF-1 inaktiv und das Tumorwachstum verlangsamt sich bzw. stoppt (Gao P et al., 2007). Da HIF-1 einer unter Sauerstoffmangel leidenden Zelle ermöglicht, Glukose ohne Sauerstoffzufuhr zu Energie umzuwandeln, ist HIF-1 auch mitverantwortlich für die Anpassung des Zellmetabolismus bei der Tumorentstehung.

In der zweiten Hälfte des 20. Jahrhunderts wurden erste Daten bekannt, die darauf hindeuten, dass Ascorbinsäure einen zelltoxischen Effekt auf in erster Linie maligne Zellen aufweist (Peterkofsky B u. Prather W, 1979; Sestili P et al., 1996). Basierend auf diesem Effekt sieht die Gruppe um Mark Levine, *National Institute of Diabetes and Digestive and Kidney Diseases*, den wesentlichen Effekt von Ascorbinsäure in der lokalen Produktion von zelltoxischem Wasserstoffperoxid (Chen Q et al., 2005, 2007, 2008). Die Gruppe postuliert, dass katalytisch aktive Metalloproteine Ascorbinsäure unter Bildung von Superoxidradikalen oxidieren, die von der Superoxid-Dismutase zu Wasserstoffperoxid umgesetzt werden. Wasserstoffperoxid gehört, obgleich kein Radikal, wegen seiner Reaktionsfreudigkeit zu den reaktiven Sauerstoffspezies (ROS). Zellen schützen sich vor der toxischen Wirkung von Wasserstoffperoxid durch zelleigene Enzyme wie der Katalase (Abb. 1.1) und der Glutathionperoxidase.

$$H_2O_2 + \text{Katalase (red.)} \rightarrow H_2O + \text{Katalase (ox.)}$$

$$H_2O_2 + \text{Katalase (ox.)} \rightarrow H_2O + O_2 + \text{Katalase (red.)}$$

$$2\,H_2O_2 \rightarrow 2\,H_2O + O_2$$

Abb. 1.1: Die Reaktion von Katalase. Katalase, lokalisiert in den Peroxisomen, baut in zwei Teilschritten das Zellgift Wasserstoffperoxid (H_2O_2) zu Wasser und Sauerstoff ab. Im ersten Schritt wird Wasserstoffperoxid reduziert und die Katalase oxidiert – dabei entsteht Wasser. Im zweiten Schritt werden ein weiteres Wasserstoffperoxid-Molekül und die oxidierte Katalase reduziert – es entsteht Wasser und Sauerstoff. In diesem zweiten Schritt regeneriert sich die Katalase. An dieser Reaktion ist dreiwertiges Eisen als Zentralion beteiligt.

Die Gruppe um Mark Levine zeigte an zahlreichen humanen malignen Zelllinien, dass Ascorbinsäure auf Tumorzellen selektiv zelltoxisch wirkt (Chen et al., 2005). Diese Beobachtung wird damit begründet, dass entweder der Anteil antioxidativer Enzyme wie Katalase und Glutathionperoxidase in diesen Tumorzellen geringer ist als in benignen Zellen (Oberley TD, Oberley LW, 1997) oder dass diese Enzyme weniger aktiv sind. Dass aber Tumorzellen nicht immer sensitiver auf die Inkubation mit Ascorbinsäure reagieren, belegen auch die Daten der Gruppe um Mark Levine. So nahm bei 6 der 24 getesteten malignen Zelllinien (= 25 %) die Vitalität erst bei sehen hohen Konzentrationen an Ascorbinsäure (bis zu 25 mmol/L) ab (Chen et al., 2008; Tab. 1.1). Interessanterweise ist diese Resistenz gegenüber Ascorbinsäure nicht auf bestimmte Tumorentitäten beschränkt (Tab. 1.1).

Tab. 1.1: Die von Chen et al. getesteten humanen Tumorzelllinien und ihre EC_{50}-Werte. Tumorzellen wurden mit unterschiedlichen Konzentrationen an Ascorbinsäure für 2 Stunden inkubiert und anschließend für 24 bis 48 Stunden ohne Ascorbinsäure weiter kultiviert. Der EC_{50}-Wert gibt die Konzentration an Ascorbinsäure an, bei der 50 % der Zellen tot sind. Die Daten sind aus der Publikation von Chen et al., 2008. Die markierten Zelllinien wurden auch in dieser Arbeit getestet (Tab. 6.1).

Zelllinie	EC_{50}	Zelllinie	EC_{50}
U87 (Glioblastom)	> 20 mmol/l	H1229 (Lungenkarzinom)	> 20 mmol/L
U383 (Glioblastom)	> 20 mmol/L	A549 (Lungenkarzinom)	< 5 mmol/L
T98G (Glioblastom)	= 10 mmol/L	HT-29 (Kolonkarzinom)	> 20 mmol/L
D54 (Glioblastom)	= 10 mmol/L	769P (Nierenkarzinom)	< 5 mmol/L
U251 (Glioblastom)	= 5 mmol/L	5637 (Blasenkarzinom)	< 5 mmol/L
SF295 (Glioblastom)	= 5 mmol/L	HeLa (cervikaler Tumor)	< 10 mmol/L
LN229 (Glioblastom)	< 5 mmol/L	8226 (Myelom)	> 20 mmol/L
A172 (Glioblastom)	< 5 mmol/L	JLP119 (Lymphom)	< 5 mmol/L
S635 (Glioblastom)	< 5 mmol/L	Hs587t (Mammakarzinom)	> 20 mmol/L
SHIN3 (Ovarialkarzinom)	= 10 mmol/L	MDA-MB231 (Mammakarzinom)	= 10 mmol/L
OVCAR5 (Ovarialkarzinom)	< 5 mmol/L	T47 (Mammakarzinom)	< 5 mmol/L
OVCAR8 (Ovarialkarzinom)	< 5 mmol/L	MCF-7 (Mammakarzinom)	< 5 mmol/L

Verschiedene tierexperimentelle und klinische Studien über Ascorbinsäure haben gezeigt, dass für die Wirksamkeit von großer Bedeutung ist, dass Ascorbinsäure intravenös und nicht oral verabreicht wird. Ausschließlich die intravenöse Gabe führt zu effektiven Wirkspiegeln von > 0,2 mmol/L im Blutkreislauf (Chen Q et al., 2008; Tareen B et al., 2008; Dong LM et al., 2008).

Studien aus den 70er Jahren des 20. Jahrhunderts mit mehr als 1 000 Patienten haben die Wirksamkeit hoch dosierter, intravenöser Gaben von Ascorbinsäure bestätigt. Patienten mit fortgeschrittenen Karzinomen unterschiedlichen Ursprungs erhielten 10 Gramm Ascorbinsäure pro Tag – zusätzlich zur palliativen Medikation. Dies verlängerte die mittlere Überlebenszeit von 50 Tage (Kontrollgruppe) auf 210 Tage (Cameron E u. Pauling L, 1976; Cameron E u. Pauling L, 1978). Die Ergebnisse dieser Studien werden jedoch kritisch beurteilt, da sie nicht doppelblind und randomisiert durchgeführt wurden. Zudem zeigen zwei randomisierte placebokontrollierte onkologische Studien, die Ende der 1970er und Mitte der 1980er Jahre durchgeführt wurden, keinen Effekt von Ascorbinsäure (Creagan ET et al., 1979; Moertel CG et al., 1985). In beiden Studien wurde jedoch die weniger effektive orale Verabreichung von Ascorbinsäure gewählt.

1.1 Zielsetzung

Das antikanzerogene Potential von Ascorbinsäure als „Krebsschutzfaktor" ist abschließend nicht eindeutig geklärt – weder experimentell noch klinisch. Der zentrale Mechanismus der Ascorbinsäure-vermittelten Zelltoxizität wird in der lokalen Bildung von Wasserstoffperoxid gesehen (Abb. 1.2). Dies führt zur Auslösung von oxidativem Stress.

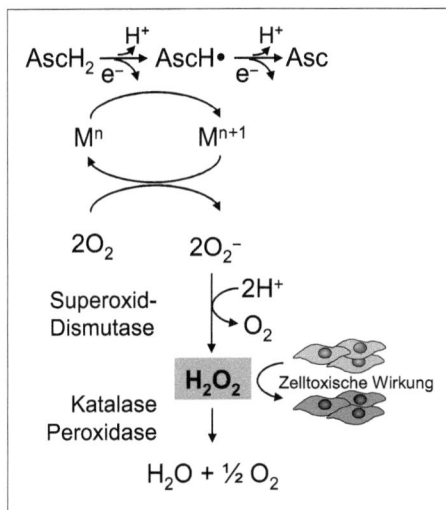

Abb. 1.2: Der Wirkmechanismus von Ascorbinsäure. Ascorbinsäure (AscH$_2$) ist in wässriger Lösung ein starkes Reduktionmittel und wird dabei selbst oxidiert (AscH• und Asc). Auf dieser Fähigkeit, Elektronen zu übertragen, beruht ihre Wirkung als Radikalfänger. Werden die Elektronen über Metalloproteine (M^n) auf Sauerstoff übertragen, so entstehen Superoxidanionen (O$_2^-$), die von der Superoxid-Dismutase zu Wasserstoffperoxid (H$_2$O$_2$) und Sauerstoff umgewandelt werden. Wasserstoffperoxid ist zelltoxisch und wird deshalb von der zelleigenen Katalase oder von Peroxidasen zu Wasser und Sauerstoff „disproportioniert".

Eine Zelle gerät in oxidativen Stress, wenn es ihr mit ihren anti-oxidativen Schutzmechanismen nicht mehr möglich ist, die Menge an pro-oxidativen

Molekülen (z.B. reaktive Sauerstoffspezies, ROS) zu beseitigen. Die Folgen sind Schäden an DNA, Proteinen und an den Membranen. Dauert der Zustand oxidativer Zerstörung an, so geht die Zelle in Apoptose oder, bei massiver Schädigung, auch in Nekrose. Deshalb wurde in der vorliegenden Arbeit die Wirkung von Ascorbinsäure als Auslöser von oxidativem Stress auf verschiedene maligne Zelllinien untersucht. Hierzu wurden unterschiedliche Konzentrationen an Ascorbinsäure getestet und die Inkubationszeiten variiert (s. hierzu „Material und Methoden"). Da Ascorbinsäure oxidativen Stress durch die lokale Produktion von zelltoxischem Wasserstoffperoxid auslösen soll, wurde in der vorliegenden Arbeit auch untersucht, ob Zellen durch die Zugabe von Katalase vor der toxischen Wirkung von Wasserstoffperoxid geschützt werden.

Die Zellvitalität wurde photometrisch mit dem Kristallviolett-Assay (Kueng W et al., 1989) und dem WST-8 Assay überprüft. Der WST-8 Assay basiert auf dem von Tim Mosmann etablierten Tetrazolium-Assay (Mosmann T, 1983) und stellt eine Weiterentwicklung des WST-1 Assays dar. In beiden Assays, WST-1 und WST-8, wird ein Tetrazoliumsalz verwendet, dass durch metabolisch aktive Zellen in das rot gefärbte Formazan überführt wird. Chemisch stellt diese Reaktion eine Reduktion dar, die von zellulären Enzymen wie mitochondrialen Dehydrogenasen katalysiert wird.

Ein wesentlicher Parameter für die Vitalität einer Zellkultur ist die Zunahme der Zellzahl. Beide Assays sind ursprünglich zur Quantifizierung adhärenter Zellen etabliert worden und basieren darauf, dass unter dem Einfluss der Zellen eine Farbreaktion ausgelöst wird, deren Intensität mit der Zellzahl korreliert. Da zelltoxische Substanzen die Zellteilung hemmen, können solche Assays auch zur Untersuchung von Zelltoxizität genutzt werden. Beide Assays erfassen dabei verschiedene Vitalitätsparameter (Abb. 1.3).

Der **WST-8 Assay** misst die Zellproliferation an der Aktivität mitochondrialer Dehydrogenasen und kann somit auch als Marker für die enzymatische Aktivität und damit für die Stoffwechselaktivität einer Zelle angesehen werden. Die Zunahme der Zellzahl führt zur Zunahme mitochondrialer Dehydrogenasen, die mehr farbiges Produkt bilden, wodurch die Extinktion oder Optische Dichte der Lösung ansteigt. Dieser Anstieg wird photometrisch gemessen.

Der **Kristallviolett-Assay** misst den Anteil an Farbstoff, der von den Zellkernen aufgenommen wird. Durch Zunahme der Zellzahl steigt auch der Anteil an gebundenem Kristallviolett in den Zellkernen, der, nachdem das Kristallviolett aus den Zellkernen herausgelöst wurde, zum Anstieg der Extinktion führt. Vom Kristallviolett-Assay werden nur solche Zellen erfasst, die zum Zeitpunkt der Färbung noch adhärent sind (Abb. 1.3). Der Kristallviolett-Assay misst die Zellvitalität somit anhand der Zelladhärenz, die mit dem Zelltod verloren geht.

Hahm und Coautoren beschreiben divergierende Effekte von Ascorbinsäure auf Tumorzellen. Diese umfassen die Auslösung von Apoptose und die Induktion von Zellproliferation (Hahm E et al., 2007). Zudem kann es unter dem Einfluss von Ascorbinsäure zu einer Arretierung im Zellzyklus kommen, ohne dass zelltoxische Effekte beobachtet werden. Durch die Kombination der beiden Assays, Kristalviollett- und WST-8 Assay, sollten solche Effekte der Ascorbinsäure in dieser Arbeit nachgewiesen werden.

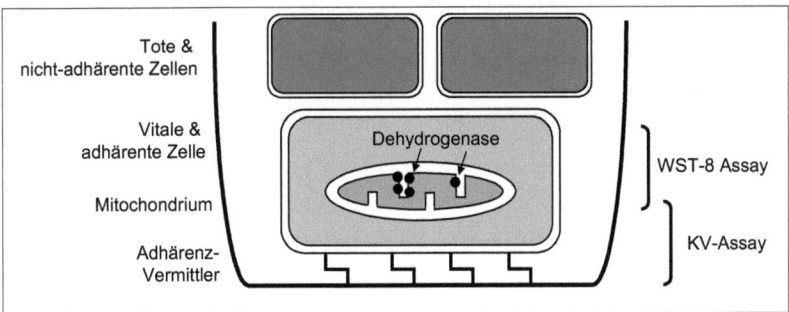

Abb. 1.3: Das Messprinzip zum WST-8 und Kristallviolett (KV)-Assay. Beide Assays werden zur Bestimmung der Zellproliferation eingesetzt. Während der WST-8 Assay die Aktivität mitochondrialer Dehydrogenasen als Maß für die Zellvitalität misst, bestimmt der KV-Assay die adhärenten und damit vitalen Zellen.

2 FRAGEN

In der vorliegenden Arbeit wurde die Wirkung von Ascorbinsäure auf verschiedene Tumorzelllinien und benignen Zelllinien *in vitro* untersucht. Folgende Fragen sollten hierzu beantwortet werden:

1. Wie reagieren die in dieser Arbeit getesteten zwölf Tumorzelllinien und drei benignen Zelllinien auf unterschiedliche Ascorbinsäure-Konzentrationen?

2. Zur Bestimmung der Zellvitalität wurden zwei Assays, der WST-8 und Kristallviolett-Assay, verwendet. Wie unterscheiden sich die Ergebnisse beider Assays?

3. Die zytotoxische Wirkung von Ascorbinsäure ist vermutlich durch die lokale Entstehung von Wasserstoffperoxid zu erklären. Reagieren Ascorbinsäure-empfindliche Zelllinien auch sensibel auf den Kontakt mit Wasserstoffperoxid? Schützt Katalase vor der zelltoxischen Wirkung der Ascorbinsäure?

3 MATERIAL UND METHODEN

3.1 Zelllinien

Es wurden zwölf humane Tumorzelllinien und drei benigne Zelllinien (zwei humane und eine murine) aus dem Bestand der Arbeitsgruppe für Experimentelle Transplantationsimmunologie der Chirurgischen Klinik I des Universitätsklinikums Würzburg getestet (Tab. 3.1). Diese wurden von verschiedenen kommerziellen Anbietern bezogen: American Type Culture Collection (www.atcc.org), Health Protection Agency Culture Collection (www.hpacultures.org.uk), German Collection of Microorganism and Cell Culture (www.dsmz.de) und PromoCell (www.promocell.com).

Tab. 3.1: Liste der in dieser Arbeit getesteten Zelllinien.

Zelllinie	Zelllinie
23132/87 (Magenkarzinom)	SKOV-3 (Ovarialkarzinom)
BT-20 (Mammakarzinom)	U-13898 (Glioblastom)
BXPC-3 (Pankreaskarzinom)	U-251 (Glioblastom)
HRT-18 (Rektumkarzinom)	U-87 (Glioblastom)
HT-29 (Kolonkarzinom)	
MCF-7 (Mammakarzinom)	J774.2 (Makrophagen, murin)
MDA-MB-231 (Mammakarzinom)	HUVEC (Endothelzellen)
MDA-MB-468 (Mammakarzinom)	NHDF (Fibroblasten)

3.2 Zellkulturmedien

Die Zellen wurden mit RPMI 1640 Medium in 75 cm^2 Flaschen bei 37°C und 5 % CO_2 kultiviert. Hierzu wurde das Medium mit folgenden Zusätze ergänzt (Endkonzentration): 10 Prozent fetales Kälberserum (FCS), 100 U/mL Penicillin, 100 µg/mL Streptomycin, 2 mmol/L L-Glutamin, 50 mmol/L Mercaptoethanol, 1 Prozent nicht-essentielle Aminosäuren (Invitrogen Life Technologies GmbH,

Karlsruhe). Spezielle Medien wurden zur Kultivierung von Fibroblasten (Fibroblast Growth Medium 2 von PromoCell), Makrophagen (DMEM low glucose von Cell Concepts, Freiburg), HUVEC-Zellen (Endothelial Growth Medium von PromoCell) und Glioblastomzelllinien (DMEM high glucose von Cell Concepts, Freiburg) verwendet.

3.3 Inkubationsversuche mit Ascorbinsäure

Die Zellen wurden, wenn sie zu ca. 80 Prozent konfluent waren, mit Trypsin-EDTA abgelöst. Jeweils fünfzehntausend Zellen wurden pro Vertiefung einer Zellkulturplatte mit 96 Vertiefungen (96-„Well"-Platte) in 100 µL Medium ausgesät und über Nacht inkubiert (Abb. 3.1). Am nächsten Tag wurden jeweils 50 µL Medium, versetzt mit Ascorbinsäure, in jede Vertiefung gegeben, um Endkonzentrationen von 5, 10, 15, 20, 25, 50 und 100 mmol/L Ascorbinsäure zu erhalten. Nach zwei Stunden wurde das Medium gegen frisches und Ascorbinsäure-freies Medium ausgetauscht und die Zellen für 22, 46 und 70 Stunden kultiviert („Kulturzeit"). Ebenfalls wurden Inkubationszeiten von 4, 7 und 14 Stunden überprüft. Die Auswirkung jeder Ascorbinsäure-Konzentration auf die Zellvitalität wurde in jeweils sechs Parallelansätzen überprüft. Kontrollen waren Zellen, die nicht mit Ascorbinsäure inkubiert wurden, und eine so genannte Mediumkontrolle (ohne Zellen) zur Bestimmung unspezifischer Signale („Hintergrund"). In weiteren Folgeversuchen wurden durch Variation der Inkubationszeiten und der Endkonzentration an Ascorbinsäure im Medium die mittlere effektive Konzentration oder EC_{50} der unterschiedlichen Zelllinien ermittelt.

Die Konzentration der Ascorbinsäure-Stammlösung betrug 1 mol/L, und ihr pH-Wert wurde mit NaOH auf pH 7,0 eingestellt. Die Stammlösung wurde vor jedem Versuch frisch angesetzt.

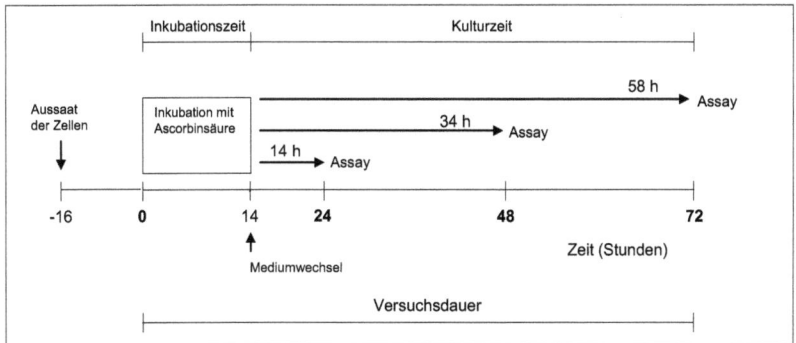

Abb. 3.1: Versuchsaufbau zur Untersuchung Ascorbinsäure-vermittelter zelltoxischer Effekte. Gezeigt ist die Inkubation mit Ascorbinsäure für 14 Stunden und die nachfolgenden Kulturzeiten. Weitere Inkubationszeiten waren 2, 4 und 7 Stunden; entsprechend verlängerten sich die Kulturzeiten (nicht gezeigt). Die Versuchsdauer, sie besteht aus Inkubations- und anschließender Kulturzeit, betrug aber immer 24, 48 und 72 Stunden. Zu diesen Zeitpunkten wurden der WST-8 Assay und Kristallviolett-Assay durchgeführt. Der Versuch beginnt mit der Inkubation, d.h. die Aussaat der Zellen in die „96-well-Platten" am Tag vorher und zählt nicht zur Versuchsdauer. Um eine Vorstellung zu vermittelten, wie viele Proben für diese Arbeit untersucht wurden, hier eine kurze Kalkulation: 15 Zelllinien (Tab. 3.1) x 2 Assays (WST-8 und Kristallviollett) x 4 Ascorbinsäure-Inkubationszeiten (2, 4, 7, und 14 Stunden) x 6 Ascorbinsäure-Konzentrationen (0, 5, 10, 15, 20, 25 mmol/L) x 3 Kulturtage x 6 Parallelwerte ergeben fast 13 000 Proben. Dies ist nur mit einem Hochdurchsatzverfahren wie dem ELISA möglich.

3.4 Inkubationsversuche mit Wasserstoffperoxid

Da die zelltoxische Wirkung von Ascorbinsäure wohl über die Bildung von Wasserstoffperoxid vermittelt wird, wurde auch die toxische Wirkung von Wasserstoffperoxid auf ausgesuchte Zelllinien untersucht. Hierzu wurden die Zellen mit Konzentrationen von 100, 500, 1000 und 2000 µmol/L Wasserstoffperoxid inkubiert. Nach 2 Stunden wurde das Medium gegen Wasserstoffperoxid-freies Medium ausgetauscht und die Zellen für weitere 22 Stunden kultiviert.

3.5 Inkubationsversuche mit Katalase

Um die in Abb. 1.2 dargestellte Ascorbinsäure-induzierte Entstehung von Wasserstoffperoxid als Ursache für den Ascorbinsäure-vermittelten zelltoxischen Effekt zu belegen, wurden ausgesuchte Zelllinien zusätzlich mit Katalase

(Sigma-Aldrich) inkubiert. Hierzu wurden 1000, 500 und 250 Einheiten Katalase zu jeweils 10 mmol/L Ascorbinsäure hinzugefügt und für 4 Stunden inkubiert. Nach 20-stündiger Kultur (s. auch Abb. 3.1) wurde die Zellvitalität im Kristallviolett-Assay bestimmt (s. auch Abb. 1.3). Um mögliche toxische Effekte der Katalase auszuschließen, wurden Kontrollzellen mit 1000 Einheiten Katalase inkubiert.

3.6 Photometrische Bestimmung der Zellvitalität

Die Zellvitalität als Maß der Zellproliferation wurde mit dem WST-8 *Quick Cell Proliferation Assay Kit II* von Bio Vision (www.biovision.com; über BIOZOL Diagnostika GmbH, München) und dem Kristallviolett-Assay bestimmt.

3.6.1 WST-8 Assay

Der WST-8 Assay basiert auf der Reduktion von farblosen Tetrazolium (WST-8) zu rot gefärbten Formazan durch mitochondriale Dehydrogenasen. Die Intensität der Färbung ist direkt proportional zur Zellzahl. WST-8 besitzt eine geringe Zelltoxizität und lässt sich mit weiteren Assays, wie dem Kristallviolett-Assay, kombinieren. Die Reagenzien wurden nach Anleitung aliquotiert. Jeweils 10 µL WST-8 Lösung wurden zu 100 µL Kulturmedium, das jeweils 24, 48 bzw. 72 Stunden nach Versuchsbeginn (Abb. 3.1) abgenommen wurde, gegeben und die Platten für eine Stunde inkubiert. Anschließend wurde die Absorption mit einem ELISA-Reader bei 450 nm (Referenzfilter: 630 nm) bestimmt. Dieser Test wurde für Inkubationszeiten von 2 und 14 Stunden verwendet (Abb. 3.1).

3.6.2 Kristallviolett-Assay

Um die Messungen mit dem WST-8 Test zu bestätigen, wurde im Anschluss die Zellzahl mit der Kristallviolettmethode bestimmt. Diese Methode basiert auf der photometrischen Messung von Kristallviolett, das an die DNA vitaler Zellen bindet. Die Absorption ist direkt proportional zur Anzahl adhärenter (= vitaler) Zellen. Der Überstand (aus der WST-8 Messung; s. oben) wurde verworfen, die Zellen mit jeweils 100 µL Methanol fixiert und die Platten getrocknet. Die Kristallviolettlösung wurde aus 0,5 g Kristallviolett, gelöst mit 25 mL Methanol und 75 mL PBS, hergestellt. Pro Vertiefung wurden jeweils 100 µL Kristallviolettlösung gegeben und für 10 Minuten bei Raumtemperatur inkubiert. Der Überstand wurde verworfen, die Vertiefungen 4-mal mit Aqua dest. gewaschen und die Platten getrocknet. Anschließend wurden 200 µL 10%ige Essigsäure in jede Vertiefung gegeben und die Platten für 20 bis 30 Minuten auf einem Schüttler bei max. 200 rpm inkubiert. Im Anschluss wurde die Absorption des gelösten Kristallvioletts bei 570 nm im ELISA-Reader gemessen. Die gemessene Farbintensität ist direkt proportional zur Anzahl lebender Zellen pro Vertiefung.

3.7 Datenauswertung

Die Daten wurden mit dem Programm „Excel" von Microsoft ausgewertet. Aus sechs einzelnen Messwerten wurden Mittelwert und Standardabweichung berechnet. Um die Vitalität der einzelnen Zelllinien miteinander vergleichen zu können, wurden die gemessenen Absorptionswerte in Prozentwerte umgerechnet, wobei die Vitalität zum Zeitpunkt 24 Stunden (Abb. 3.1) ohne vorherige Ascorbinsäure-Inkubation als 100 Prozent gesetzt wurde. Mit dem EC_{50}-Wert wird die Ascorbinsäure-Konzentration angegeben, bei der sich die Vitalität der Zellpopulation um 50 Prozent verringerte. Die EC_{50}-Werte wurden aus den Geradengleichungen bestimmt, für die Excel aus den Messwerten die Ausgleichsgerade mit der „TREND-Funktion" berechnete.

4 ERGEBNISSE

Das Ziel der Arbeit war, die toxische Wirkung von Ascorbinsäure auf zwölf Tumorzelllinien und drei benignen Zelllinien zu untersuchen (Tab. 3.1). Hierzu wurden Ascorbinsäure-Konzentrationen von 5 bis 100 mmol/L getestet.

Zum Ende der Kulturzeit (Abb. 3.1) wurden Stoffwechselaktivität und Zellvitalität mit dem Kristallviolett- bzw. WST-8 Assay gemessen (Abschnitt 3.3 und Einleitung). Der Kristallviolett-Assay misst den Anteil adhärenter Zellen, dabei wird in dieser Arbeit eine Zunahme der Zellzahl als Zunahme der Zellvitalität gewertet. Da das farblose WST-8 durch mitochondriale Dehydrogenasen zum Farbstoff umgewandelt wird, wird der WST-8 Assay in dieser Arbeit als Marker für die enzymatische Aktivität und somit für die Stoffwechselaktivität einer Zelle angesehen.

In den nachfolgenden Kapiteln 4.1 bis 4.3 werden die Effekte von Ascorbinsäure in Abhängigkeit unterschiedlicher Inkubationszeiten (2, 4, 7 und 14 Stunden) dargestellt. Dabei ist zu beachten, dass sich die anschließende Kulturzeit (Abb. 3.1) entsprechend ändert, um sämtliche Versuche nach 24, 48 und 72 Stunden (= Versuchsdauer) beenden zu können. Diese Zeiten sind in den Diagrammen angegeben. Im Ergebnisteil werden repräsentative Zelllinien präsentiert, während die Auswertungen der übrigen Zelllinien im Anhang zu finden sind.

Im jeweils ersten Diagramm sind die Ergebnisse des WST-8 Assays und im zweite Diagramm die Ergebnisse des Kristallviolett (KV)-Assays gezeigt. Die Ordinate beim WST-8 Diagramm gibt die Stoffwechselaktivität in Prozent an, die Ordinate der KV-Diagramme die Zellvitalität in Prozent (s. hierzu auch die Einleitung). Der gemessene Wert für die Versuchsdauer von 24 Stunden ohne Inkubation mit Ascorbinsäure wurde gleich 100 Prozent gesetzt und sämtliche Messpunkte hierauf bezogen.

4.1 Ascorbinsäure-Effekte nach 2 Stunden Inkubation

In elf der zwölf malignen Zelllinien wurde ein Anstieg der Stoffwechselaktivität mit ansteigender Ascorbinsäurekonzentration beobachtet, doch war die Zellteilung nicht gehemmt. Ausschließlich in den Zellen der **Mammakarzinomzelllinie MCF-7** (Abb. 4.1) führte eine Ascorbinsäure-Konzentration von 15 mmol/L und höher dazu, dass sich die Stoffwechselaktivität der Zellen zum Zeitpunkt 48 Stunden (Abb. 3.1) deutlich verringerte. Eine deutliche Abnahme der Zellvitalität war nach einer Versuchsdauer von 72 Stunden zu beobachten. Bei niedrigen Ascorbinsäure-Konzentrationen (bis 15 mmol/L) zeigte Ascorbinsäure einen stimulierenden Effekt auf die Zellteilung. Durch den Vergleich der Null-Kontrolle (keine Inkubation mit Ascorbinsäure) mit den entsprechenden Ascorbinsäure-Konzentrationen über die Versuchsdauer 24, 48 und 72 Stunden wird dies ersichtlich. Für die drei benignen Zelllinien wurde ebenfalls kein zelltotoxischer Effekt von Ascorbinsäure beobachtet.

Die **Ovarialkarzinomzelllinie SKOV-3** (Abb. 4.2) ist ein Beispiel für Zelllinien, die selbst eine zweistündige Inkubation mit 25 mmol/L Ascorbinsäure ohne Schaden überstehen. Die Abnahme der Stoffwechselaktivität nach 72 Stunden Versuchsdauer ist vermutlich darauf zurückzuführen, dass die Zellen zu diesem Zeitpunkt konfluent waren.

Die Vitalität der Zellen der **Makrophagenzelllinie J774.2** (Abb. 4.3) wurde durch die Inkubation mit Ascorbinsäure für die Versuchsdauer von 24 und 48 Stunden nicht beeinflusst. Nach einer Versuchsdauer von 72 Stunden war eine Abnahme der Zellvitalität zu beobachten, die aber nicht auf die zelltoxische Wirkung von Ascorbinsäure zurückzuführen ist, sondern dass die Zellen konfluent waren. Auch die Stoffwechselaktivität war nach einer Versuchsdauer von 72 Stunden sehr niedrig. Die überaus deutliche Zunahme der Zellzahlen nach einer Versuchsdauer von 24 und 48 Stunden unterstreicht aber die Wirkungslosigkeit von Ascorbinsäure auf Makrophagen.

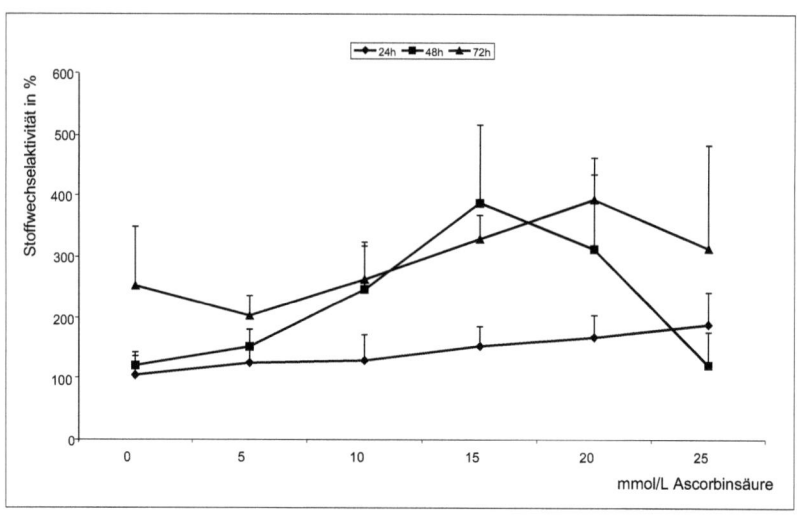

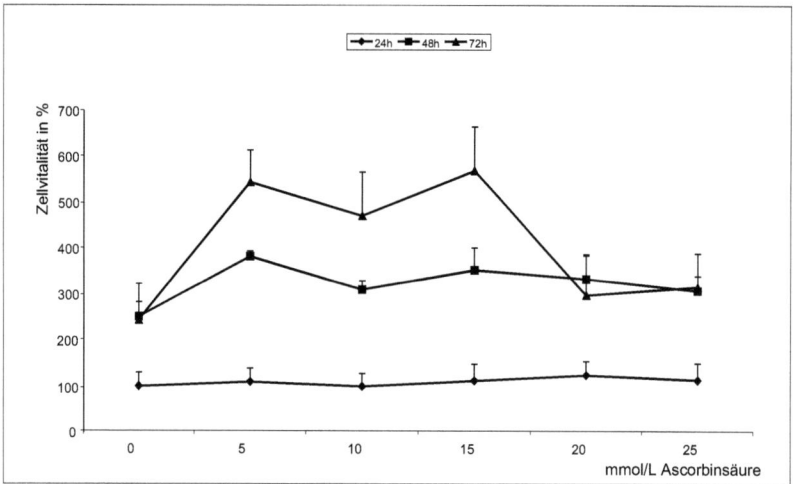

Abb. 4.1: Die Mammakarzinomzelllinie MCF-7. WST-8 Assay: Die Stoffwechselaktivität erhöhte sich zwischen 5 und 15 mmol/L Ascorbinsäure über die gesamte Versuchsdauer; ab 15 mmol/L nahm diese ab. Dies war besonders deutlich für die Versuchsdauer von 48 Stunden zu beobachten. **KV-Assay:** Der stimulierende Effekt von Ascorbinsäure auf das Zellwachstum ist bis zu einer Konzentrationen von 15 mmol/L zu beobachten, danach verliert die Kultur an Vitalität (Versuchsdauer: 72 Stunden).

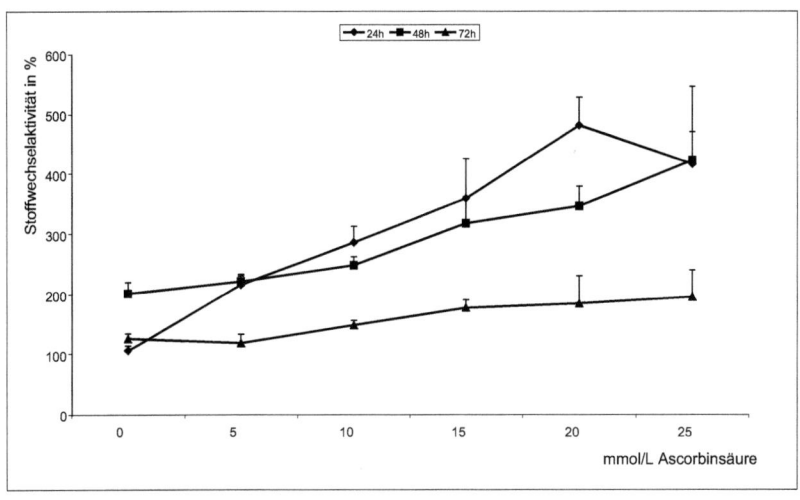

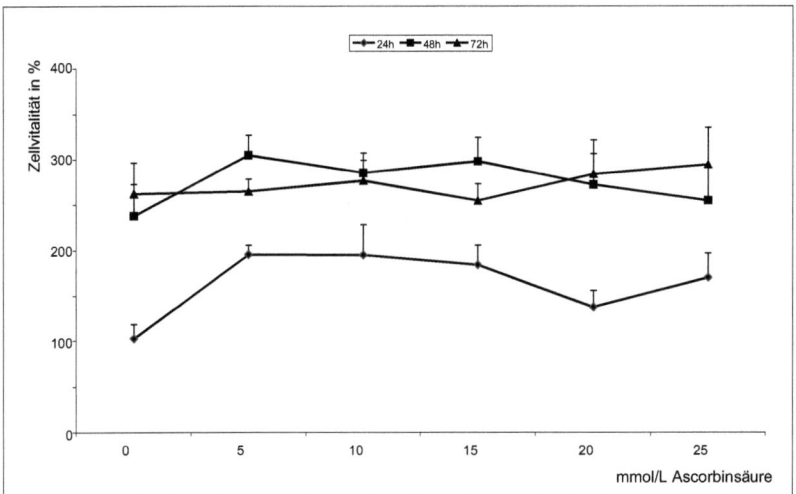

Abb. 4.2: Die Ovarialkazinomzelllinie SKOV-3. WST-8 Assay: Ascorbinsäure erhöhte die Stoffwechselaktivität (WST-8). Zudem war ein stimulierender Effekt auf die Zellteilung ebenfalls zu beobachten, der nahezu unabhängig von der Ascorbinsäure-Konzentration war (KV-Assay).

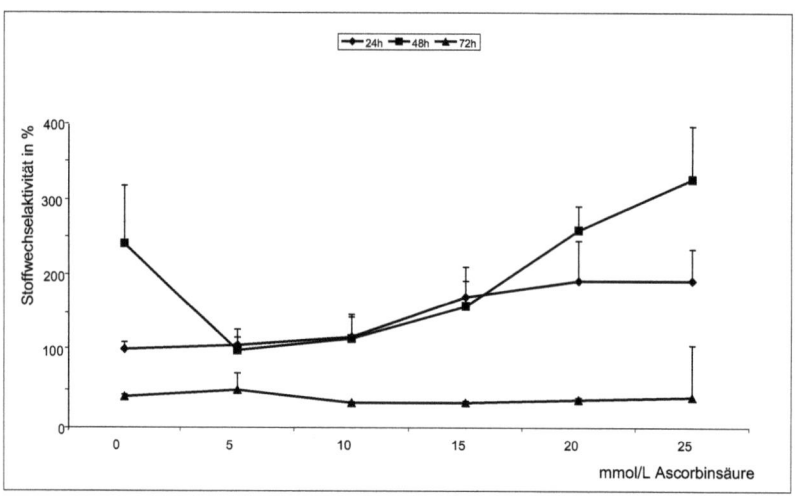

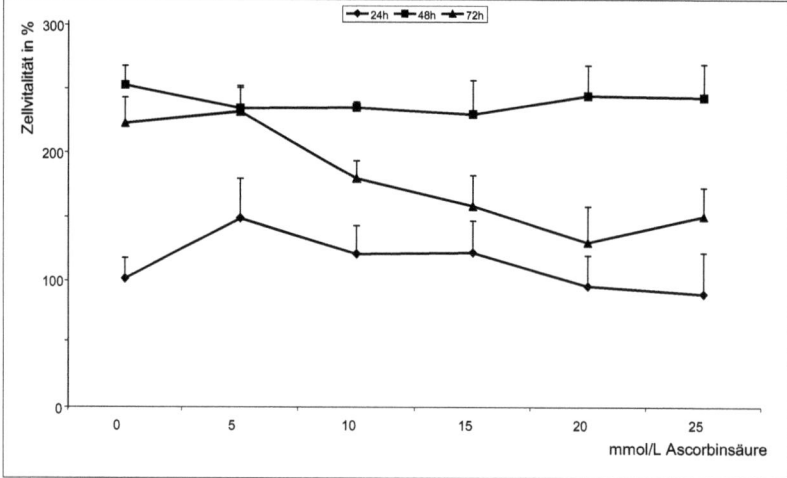

Abb. 4.3: Die Makrophagenzelllinie J774.2. Die Stoffwechselaktivität wurde durch Ascorbinsäure unwesentlich erhöht (WST-8). Ascorbinsäure beeinflusste nicht die Zellvitalität (nahezu identische Zellzahlen bei sämtlichen Konzentrationen); Ausnahme: Die Werte für die Versuchsdauer von 72 Stunden (KV-Assay). Ein Hinweis, dass diese Werte auf eine nicht-wachsende, weil konfluente, Kultur hindeuten, zeigt der Vergleich mit dem WST-8 Assay. Die Werte für die Versuchsdauer von 72 Stunden zeigen, dass diese Zellen nur noch eine geringe Stoffwechselaktivität aufweisen.

4.2 Ascorbinsäure-Effekte nach 14 Stunden Inkubation

Im Gegensatz zu den Ergebnissen nach 2 Stunden Inkubation mit Ascorbinsäure waren die Ergebnisse nach 14 Stunden Inkubation mit Ascorbinsäure sehr variabel.

Zelllinien wie die **Mammakarzinomzelllinie BT-20** (Abb. 4.4), die **Magenkarzinomzelllinie 23132/87** (Abb. 4.5) und die **Ovarialkarzinomzelllinie SKOV-3** (Abb. 4.6) zeigten bis zu einer Ascorbinsäurekonzentration von 25 mmol/L Ascorbinsäure keinerlei zelltoxische Merkmale; im Gegenteil Ascorbinsäure schien die Zellteilung bis zu dieser Konzentration zu stimulieren. Ab 25 mmol/L Ascorbinsäure verringerte sich die Zellvitalität leicht. Im Gegensatz dazu, reagierten die beiden Glioblastomzelllinien **U-87** (Abb. 4.7) und **U-251** (Abb. 4.8) bereits bei einer Konzentration von 5 mmol/L Ascorbinsäure sehr empfindlich auf die Inkubation mit Ascorbinsäure; ein dramatischer Verlust der Zellvitalität war die Folge.

Die WST-8 Daten zu den drei Karzinomzelllinien zeigen eindeutig, dass Ascorbinsäure die Aktivität der Dehydrogenasen beeinflusst (Abb. 4.4 bis 4.6); zumindest steigt die Aktivität mit der Ascorbinsäure-Konzentration. Dies ist auch dann zu beobachten, wenn der KV-Assay auf eine Abnahme der Zellvitalität hindeutet.

Für die beiden Ascorbinsäure-empfindlichen Glioblastomzelllinien U-87 und U-251 wurde eine Abnahme der Stoffwechselaktivität in Gegenwart von 5 mmol/L Ascorbinsäure beobachtet (Abb. 4.7 u. 4.8). Obwohl bei dieser Konzentration an Ascorbinsäure die Zellen vollkommen zerstört waren, nahm die Stoffwechselaktivität im WST-8 Assay mit steigender Ascorbinsäurekonzentration zu. Diese Beobachtung, die für alle drei Glioblastomzelllinien gemacht wurde, lässt sich möglicherweise damit erklären, dass die Zellen zwar tot waren (Verlust von Adhärenz), ihre Dehydrogenasen bzw. ihre Mitochondrien sich im Überstand anreicherten und somit die gemessene Enzymaktivität von der Zellvitalität abgekoppelt war.

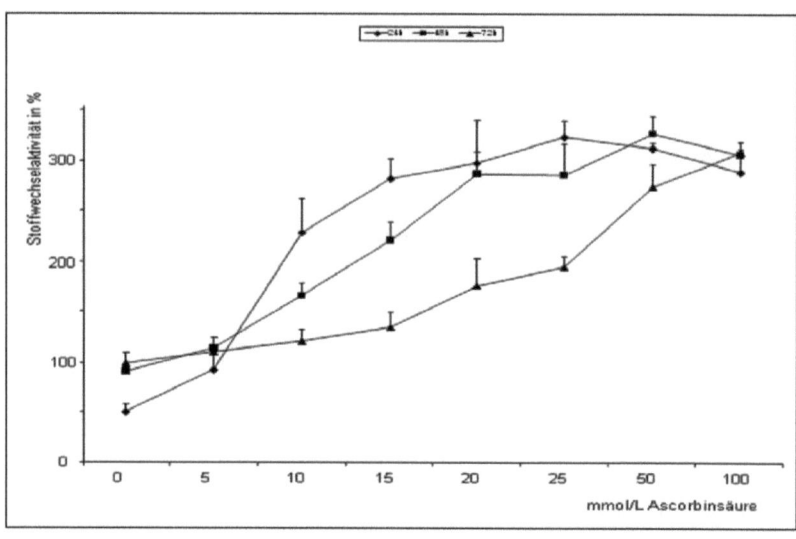

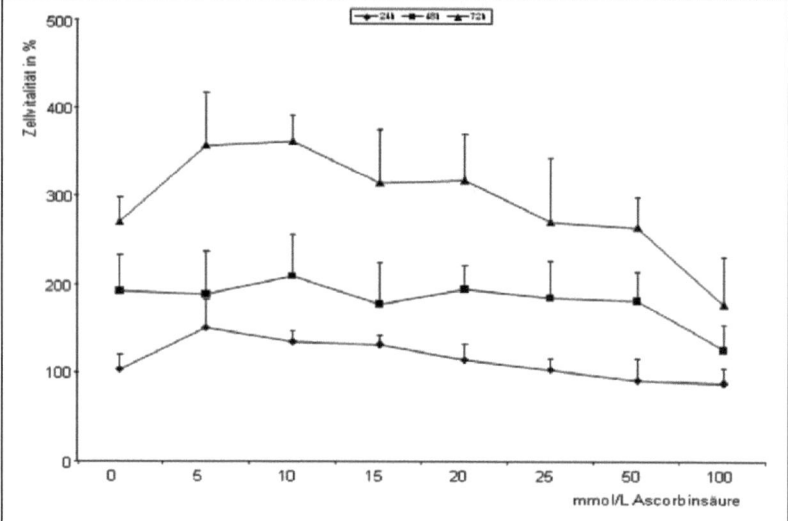

Abb. 4.4: Die Mammakarzinomzelllinie BT-20. Der Zellstoffwechsel erhöhte sich mit steigender Konzentration an Ascorbinsäure (WST-8 Assay). Die Zellzahl nahm kontinuierlich von 24 bis 72 Stunden Kulturzeit zu. Erst zwischen 50 und 100 mmol/L war eine Abnahme der Zellzahl nach 48 und 72 Stunden Kulturzeit zu erkennen (KV-Assay).

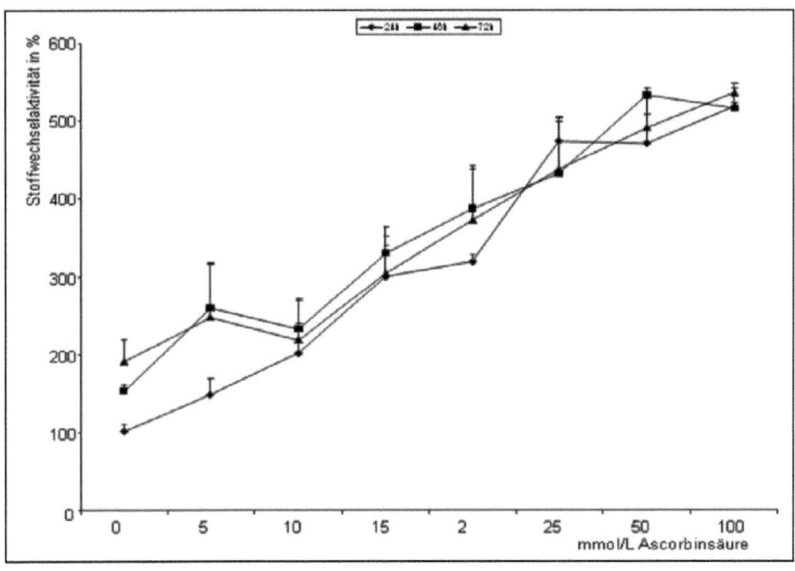

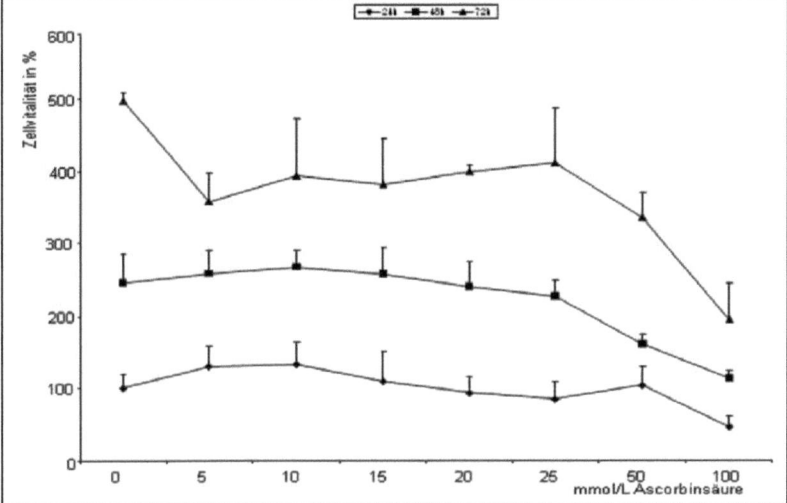

Abb. 4.5: Die Magenkarzinomzelllinie 23132/89. WST-8 Assay: Der Stoffwechsel wurde durch Ascorbinsäure kontinuierlich erhöht, obgleich im KV-Assay ab 25 mmol/L Ascorbinsäure die Zellvitalität abnahm (WST-8 Assay). Ein nahezu von der Ascorbinsäurekonzentration unabhängige Zunahme der Zellzahl war für die gesamte Kulturdauer zu beobachten. Erst ab einer Ascorbinsäurekonzentration über 25 mmol/L war das Wachstum und damit die Vitalität der Zellen vermindert (KV-Assay).

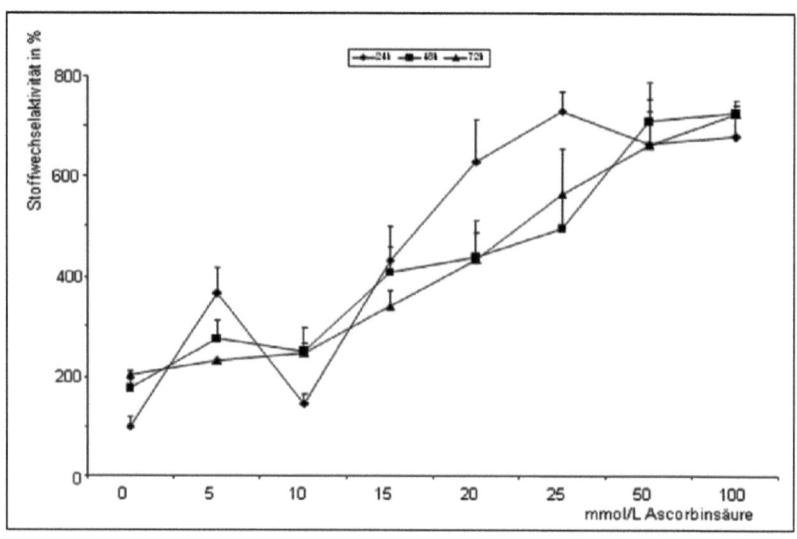

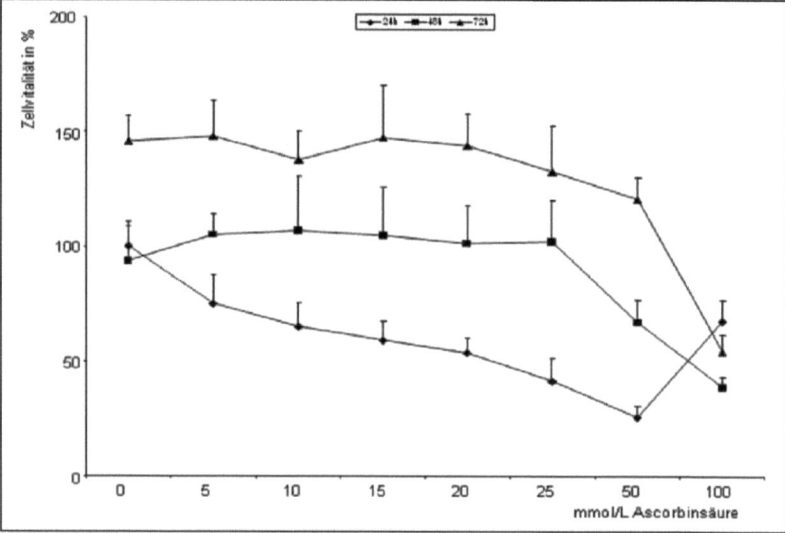

Abb. 4.6: Die Ovarialkarzinomzelllinie SKOV-3. Die Stoffwechselaktivität erhöhte sich kontinuierlich mit steigender Ascorbinsäure-Konzentration (WST-8 Assay). Die Vitalität der Zellkulturen wurde von Ascorbinsäure bis zu einer Konzentration von 25 mmol/L nicht beeinflusst. Erst bei hohen Konzentrationen an Ascorbinsäure war ein vermindertes Zellwachstum zu beobachten (KV-Assay).

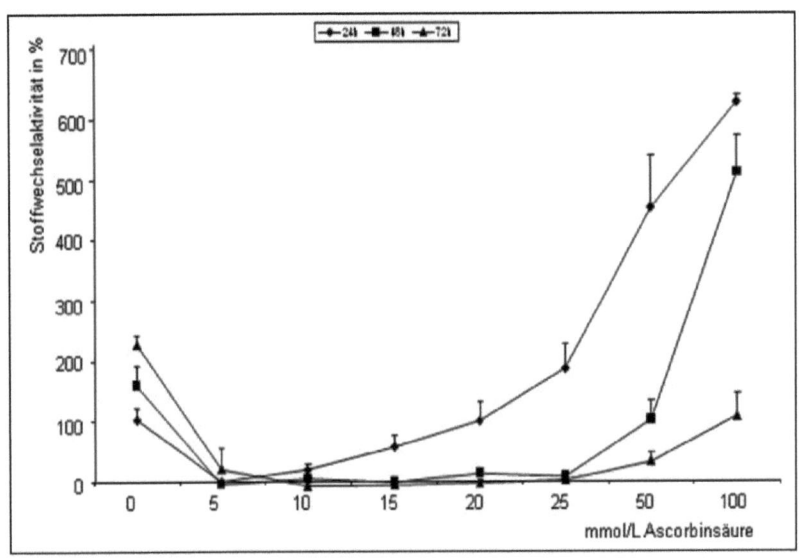

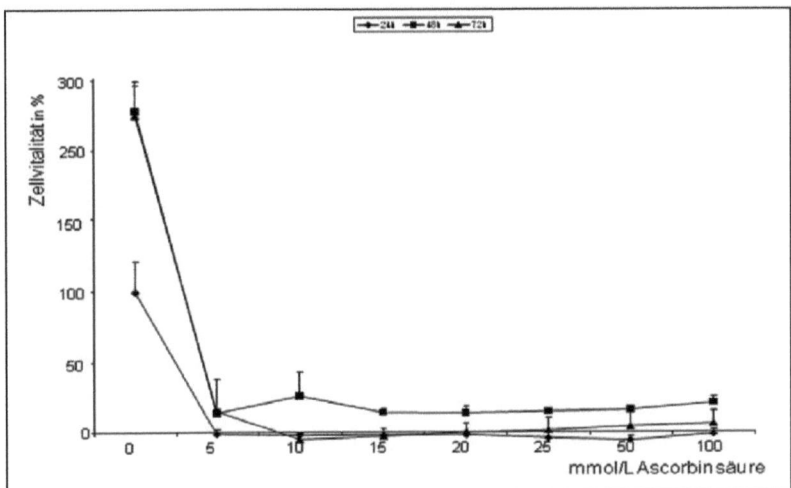

Abb. 4.7: Die Glioblastomzelllinie U-87. Die Stoffwechselaktivität nahm in Gegenwart von 5 mmol/L ab (dies korreliert sehr gut mit den Daten des KV-Assays), um anschließend mit steigenden Ascorbinsäurekonzentrationen kontinuierlich anzusteigen (WST-8 Assay). Dieser konzentrationsabhängige Anstieg ist möglicherweise dadurch zu erklären, dass Ascorbinsäure als Elektronendonor die Reduktion des farblosen Tetrazoliums zum rot gefärbten Formazan ermöglicht. Ein Anstieg der Zellzahl bei Ascorbinsäurekonzentrationen über 5 mmol/L wurde nicht beobachtet wurde (KV-Assay).

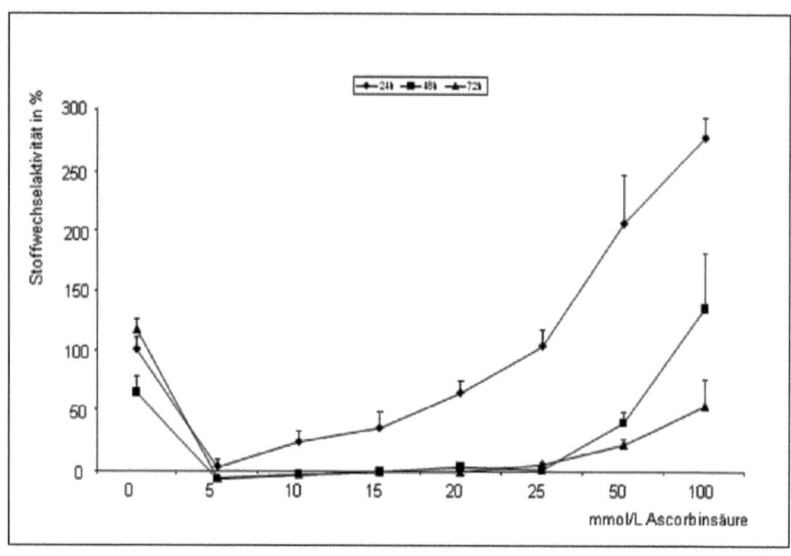

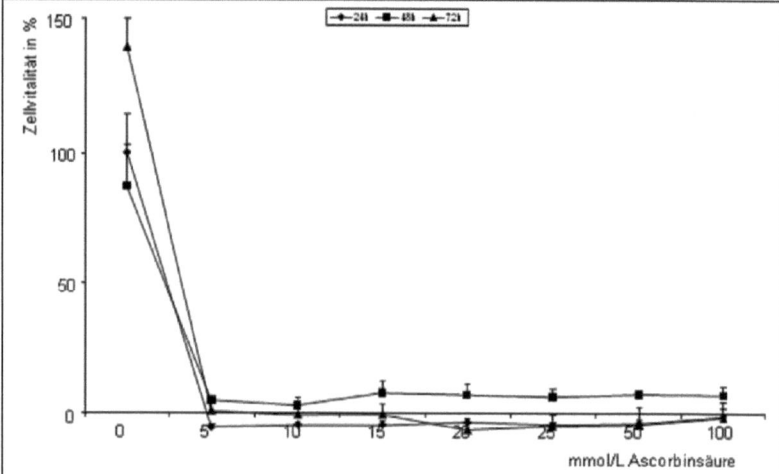

Abb. 4.8: Die Glioblastomzelllinie U-251. Ähnlich wie bei der Zelllinie U-87 nahm die Stoffwechselaktivität in Gegenwart von 5 mmol/L Ascorbinsäure ab; auch dieser Abfall korreliert sehr gut mit den Daten des KV-Assays. Wie bereits in Abb. 4.7 für U-87 erläutert, zeigen die ansteigenden Werte des WST-8 Assay keine Stoffwechselaktivität an, sondern sind vermutlich auf die reduzierende Wirkung der Ascorbinsäure auf das Tetrazoliumsalz zurückzuführen. Die Zellzahl nahm bei 5 mmol/L Ascorbinsäure dramatisch ab und stieg auch nicht wieder an (KV-Assay).

4.3 Ascorbinsäure-Effekte nach 7 bzw. 4 Stunden Inkubation

Die beiden Glioblastomzelllinien U-251 und U-87 waren die einzigen Zelllinien, die durch eine 14-stündige Inkubation mit Ascorbinsäure so stark geschädigt wurden, dass bereits bei einer Konzentration von 5 mmol/L Ascorbinsäure nur noch eine geringe Zellvitalität nachzuweisen war. Um die Wirkung von Ascorbinsäure auf beide Zelllinien zu ermitteln, wurden die Inkubationszeiten zunächst auf 7 und anschließend auf 4 Stunden reduziert. Wegen der vermuteten Beeinflussung des WST-8 Assays durch steigende Ascorbinsäurekonzentrationen, wurde auf diesen Assay verzichtet (Abb. 4.7).

Sogar die verringerte Inkubationszeit von 4 Stunden stabilisierte die Zellvitaliät nicht wesentlich (Abb. 4.10 und 4.12) und ab einer Ascorbinsäurekonzentration von mehr als 5 mmol/L waren die Zellen vollständig zerstört.

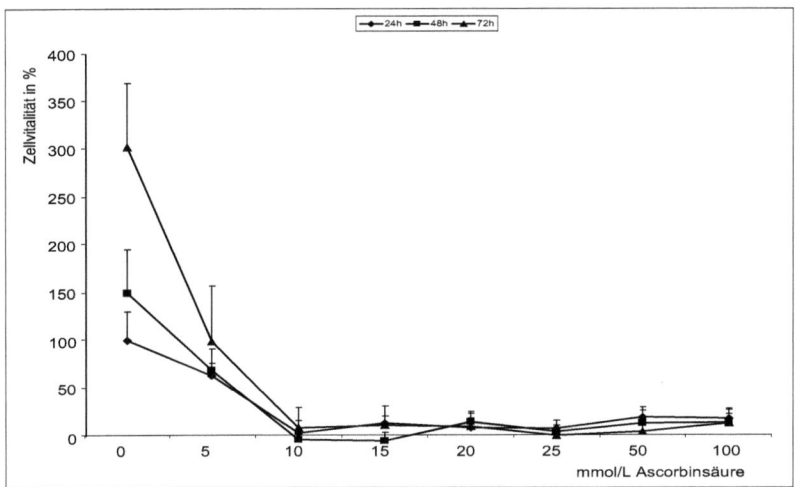

Abb. 4.9: Die Glioblastomzelllinie U-87 nach Inkubation mit Ascorbinsäure für 7 Stunden. Die Vitalität dieser Zelllinie war bereits bei Ascorbinsäurekonzentration bis 5 mmol/L stark eingeschränkt und bei 10 mmol/L Ascorbinsäure war die gesamte Zellpopulation zerstört. Gezeigt sind die Daten des Kristallviolett-Assays.

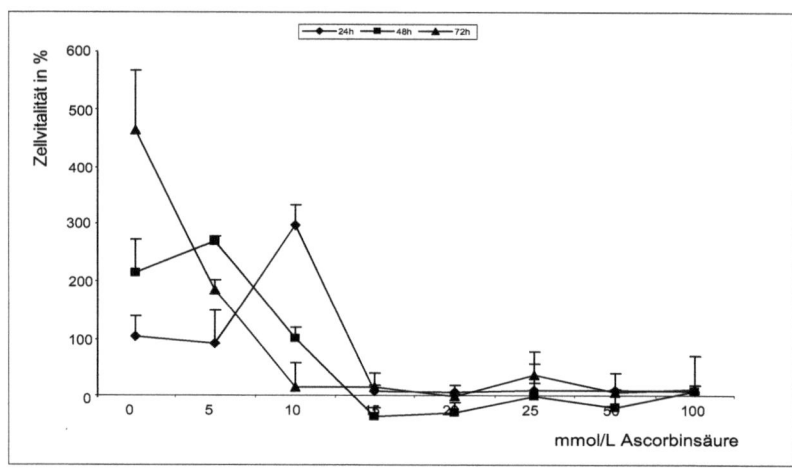

Abb. 4.10: Die Gliobastomzelllinie U-87 nach Inkubation mit Ascorbinsäure für 4 Stunden. Die Verringerung der Inkubationszeit bewirkte eine leichte Vitalisierung der Kulturen bei niedrigen Ascorbinsäure-Konzentrationen, doch spätestens ab einer Ascorbinsäurekonzentration von 15 mmol/L waren die Zellen vollständig zerstört. Gezeigt sind die Daten des Kristallviolett-Assays.

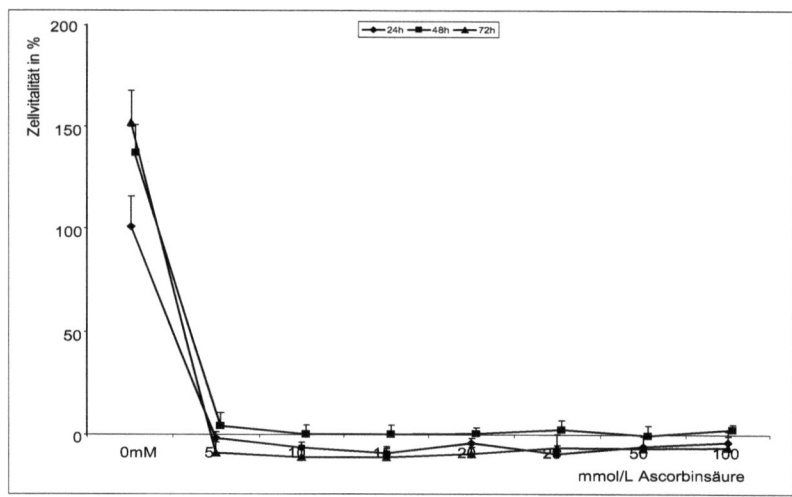

Abb. 4.11: Die Glioblastomzelllinie U-251 nach Inkubation mit Ascorbinsäure für 7 Stunden. Bereits eine Ascorbinsäurekonzentration von 5 mmol/L war für die Zellen toxisch.

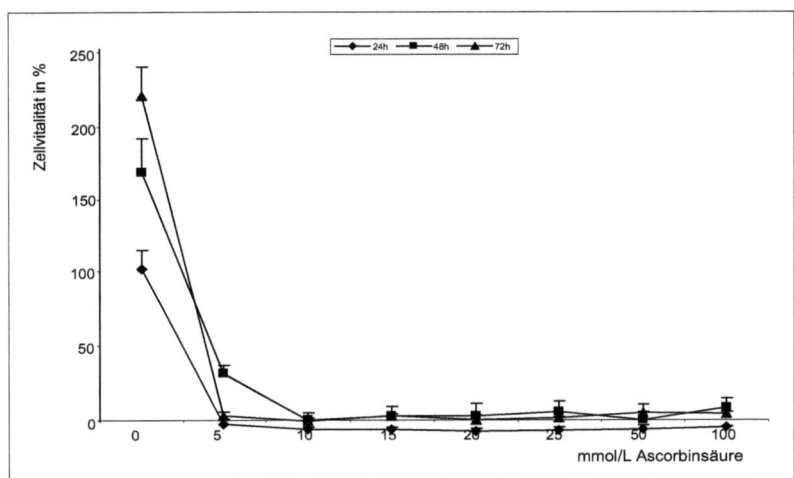

Abb. 4.12: Die Glioblastomzelllinie U-251 nach Inkubation mit Ascorbinsäure für 4 Stunden. Selbst durch eine weitere Verringerung der Inkubationszeit reagierten die die Zellen weiterhin sehr empfindlich auf die Inkubation mit Ascorbinsäure. Auch die vierstündige Inkubation mit 5 mmol/L Ascorbinsäure reichte aus, um sämtliche Zellen zu zerstören. In dieser Arbeit wurde mit U-251 die empfindlichste auf Ascorbinsäure reagierende Zelllinie identifiziert.

Eine wesentliche Erkenntnis dieser Arbeit ist, dass die getesteten drei Glioblastomzelllinien U-138, U-87 und U-251 überaus empfindlich gegenüber dem Ascorbinsäure-vermittelten zelltoxischen Effekt waren (vergl. hierzu die Abb. 4.7 bis 4.12).

Ob es sich hierbei um ein allgemeines Prinzip handelt, d. h. Glioblastomzelllinien reagieren empfindlich auf den durch Ascorbinsäure ausgelösten oxidativen Stress, ist an einem größeren Panel an Glioblastomzelllinien zu überprüfen, zumal auch Chen et al. in ihren Untersuchungen resistentere Glioblastomzelllinien mit einem EC_{50}-Wert von >20 mmol/L Ascorbinsäure identifizierten (Tab. 1.1).

4.4 Bestimmung der EC_{50}-Werte

Um den Einfluss der Ascorbinsäure auf die Vitalität aller in dieser Arbeit getesteten Zelllinien (Tab. 3.1) übersichtlich darzustellen, wurde aus den Daten des Kristallviolett-Assays der EC_{50}-Wert bestimmt. Hierbei handelt es sich um die Konzentration an Ascorbinsäure, bei der 50 Prozent der Zellen irreversible geschädigt sind und sich vom Boden der Kulturplatte ablösen (Abb. 1.3).

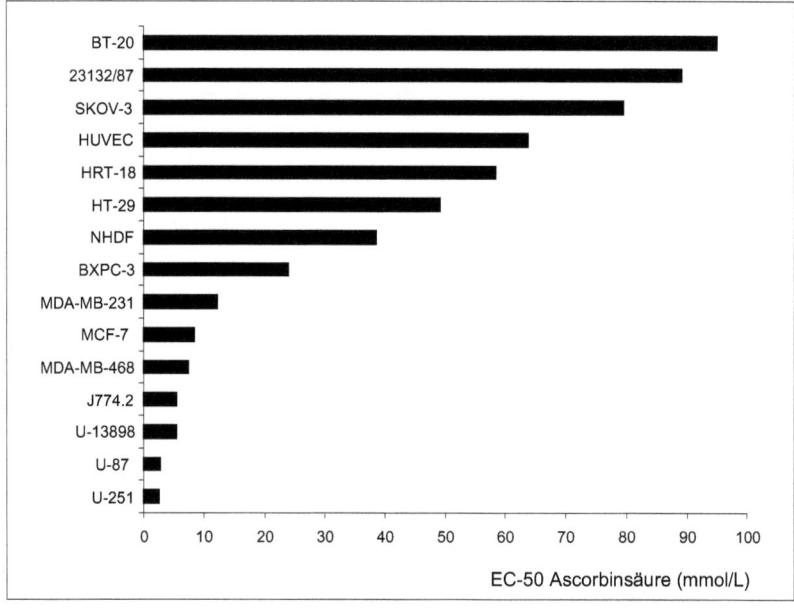

Abb. 4.13: Die in dieser Arbeit getesteten Zelllinien zeigen sehr unterschiedliche EC_{50}-Werte für Ascorbinsäure. Die EC_{50}-Werte wurden nach 14 Stunden Inkubation mit Ascorbinsäure und einer Kulturzeit (Abb. 3.1) von 34 Stunden ermittelt (s. auch Tab. 10.1).

Die Zelllinien waren unterschiedlich stark in Ihrem Wachstum durch Ascorbinsäure eingeschränkt. Die Tumorentität hatte dabei keinen Einfluss auf die Empfindlichkeit der Zelllinien gegenüber dem Ascorbinsäure-vermittelten zelltoxischen Effekt. So waren z.B. die Mammakarzinomzelllinien MDA-MB-468 und MDA-MB-231 stark in Ihrem Wachstum eingeschränkt, die Mammakarzinomzelllinie BT-20 jedoch nicht. Die benigen Zelllinien zeigten, genau wie die Karzinomzelllinien, kein einheitliches Bild in Ihrer Sensitivität auf Ascorbinsäure.

4.5 Induktion von Zelltoxizität durch Wasserstoffperoxid

Der in Abb. 1.2 darstellte zelltoxische Effekt von Ascorbinsäure beruht darauf, dass Ascorbinsäure die Bildung von Wasserstoffperoxid auslöst. Sollte dies tatsächlich der Fall sein, dann sollten vergleichbare zelltoxische Effekte auch nach Inkubation mit Wasserstoffperoxid zu beobachten sein. Zellen, deren Wachstum durch Ascorbinsäure stark eingeschränkt wird, sollten dann ebenso empfindlich auf die Inkubation mit Wasserstoffperoxid reagieren. Für die Mammakarzinomzelllinie BT-20, die Magenkarzinomzelllinie 23132/87, die Ovarialkarzinomzelllinie SKOV-3 und die beiden Glioblastomzelllinien U-251 und U-87 sind in Tabelle 4.1 die EC_{50}-Werte für Ascorbinsäure und Wasserstoffperoxid aufgeführt.

Tab. 4.1: Zelllinien, die gegenüber dem zelltoxischen Effekt von Ascorbinsäure resistent sind, zeigen ebenfalls eine ausgeprägte Unempfindlichkeit gegenüber Wasserstoffperoxid.

Zelllinie	EC_{50} Ascorbinsäure (14 Stunden Inkubation)	EC_{50} Wasserstoffperoxid (2 Stunden Inkubation)
BT-20	94,9 mmol/L	2 412 µmol/L
23132/87	89,0 mmol/L	1 720 µmol/L
SKOV-3	79,4 mmol/L	1 655 µmol/L
U-251	2,6 mmol/L	966 µmol/L
U-87	2,8 mmol/L	771 µmol/L

Die für den Ascorbinsäure-vermittelten Effekt resistente Zelllinie BT-20 war ebenfalls resistent gegenüber Wasserstoffperoxid. Selbst eine Konzentration von 2000 µmol/L Wasserstoffperoxid verringerte die Vitalität der Kultur nur geringfügig. Die Ovarialkarzinomzelllinie SKOV-3 und die Magenkarzinomzelllinie 23132/89 waren ebenfalls weitestgehend resistent gegenüber den durch Wasserstoffperoxid vermittelten zelltoxischen Effekt. Die Vitalität dieser Kulturen verringerte sich auf ca. 60 Prozent. Von den getesteten Zelllinien reagierten die beiden Glioblastomzelllinien U-251 und U-87 besonders empfindlich auf die Inkubation mit Wasserstoffperoxid. Die Vitalität dieser Kulturen verringerte auf unter 20 Prozent (Abb. 4.14).

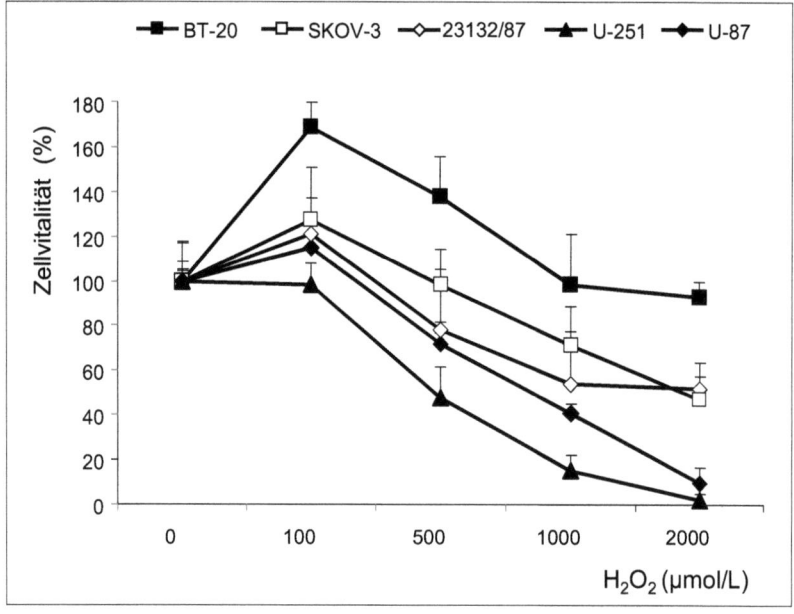

Abb. 4.14: Wasserstoffperoxid weist zelltoxische Effekte auf. Die getesteten Zelllinien reagierten sehr unterschiedlich auf die 2-stündige Inkubation mit Wasserstoffperoxid. Besonders BT-20 zeigte sich unempfindlich gegenüber auch hohen Konzentrationen an Wasserstoffperoxid - im Gegensatz zu U-251. Gezeigt ist eine repräsentative Auswertung des Kristallviolett-Assays von drei Versuchsansätzen.

4.6 Schutz vor der Wasserstoffperoxid-induzierten Zelltoxizität

Um zu klären, ob Ascorbinsäure an der lokalen Entstehung von Wasserstoffperoxid beteiligt ist, wurden in einem weiteren Versuch die Zellen zusätzlich mit Katalase inkubiert. Hierzu wurden die Ascorbinsäure-sensitiven Glioblastomzelllinien U-251 und U-87 verwendet. Die Inkubation mit Katalase schützte eindrucksvoll beide Zelllinien vor dem zelltoxischen Effekt der Ascorbinsäure (Abb. 4.15).

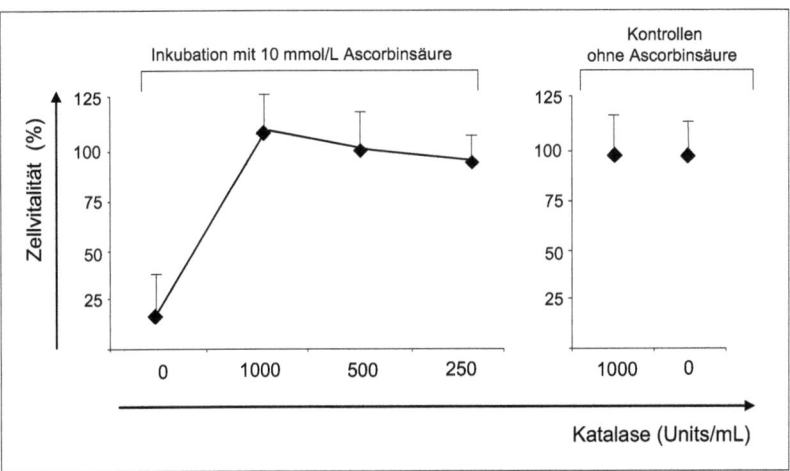

Abb. 4.15: Katalase schützt Zellen der Glioblastomzelllinie U-251 vor dem Ascorbinsäure-induzierten zelltoxischen Effekt. Zellen der Glioblastomzelllinie U-251 reagieren sehr empfindlich auf die Inkubation mit Ascorbinsäure (s. auch Abb. 4.8 bis 4.12). Im linken Bereich der Abbildung erhielten die Zellen, die mit jeweils 10 mmol/L Ascorbinsäure inkubiert wurden, zusätzlich Katalase. Ohne Katalase (0 Units) war das Wachstum der Zellen stark eingeschränkt, während die Zugabe von Katalase die Zellen eindrucksvoll vor dem zelltoxischen Effekt des Wasserstoffperoxids schützten. Im rechten Bereich der Abbildung sind die Kontrollen aufgeführt. Die alleinige Inkubation mit Katalase hatte keinen Einfluss auf das Zellwachstum. Getestet wurden hierzu 1000 Units Katalase. Daneben ist die Vitalität der Kontrollzellen, die weder mit Ascorbinsäure noch Katalase inkubiert waren. Gezeigt ist ein repräsentatives Ergebnis des Kristalviolett-Assays von drei Versuchsansätzen.

4.7 Nachweis eines zelltoxischen und stimulierenden Effektes von Ascorbinsäure

Aus den für sämtliche Zelllinien erhobenen Daten wird deutlich, dass Ascorbinsäure zwei Effekte aufweist: einen zelltoxischen Effekt, der besonders bei längeren Inkubationszeiten zu beobachten war, und einen stimulierenden Effekt, der bei kurzen Inkubationszeiten auftrat (Tab. 4.2).

Tab. 4.2: Die beiden Effekte der Ascorbinsäure (Asc) auf Zellen: zelltoxisch bzw. stimulierend. Gezeigt sind die Daten vom Kristallviolett (KV)-Assay (14 Stunden Inkubation mit Ascorbinsäure) und WST-8 Asssay (2 Stunden Inkubation mit Ascorbinsäure) für die in dieser Arbeit getesteten Zelllinien (Tab. 4.1). Sowohl die EC_{50}-Werte aus dem KV-Assay als auch der stimulierende Effekt auf die Stoffwechselaktivität (WST-8 Assay; Abb. 1.3) beziehen sich in aller Regel auf eine Kulturzeit von 48 Stunden (Abb. 3.1). Zur Berechnung der EC_{50}-Werte siehe Abschnitt 3.7. Die Stoffwechselaktivität ist als Steigung der Ausgleichsgeraden für die Werte der WST-8 Diagramme dargestellt. Es gilt: je größer der Wert für die Steigung desto größer ist die Stoffwechselaktivität der Zellen; je größer der EC_{50}-Wert, desto unempfindlicher sind die Zellen gegenüber der Inkubation mit Ascorbinsäure.

Zelllinie	KV-Assay EC_{50} (Asc)	WST-8 Assay Stoffwechselaktivität	Abb.
23132/87	89,0	0,049	4.5
BT-20	94,9	0,041	4.4
BXPC-3	23,9	0,033	
HRT-18	58,4	0,031	
HT-29	49,2	0,029	
MCF-7	8,4	bis 15 mmol/L: 0,060 ab 15 mmol/L: - 0,127	4.1
MDA-MB-231	12,2	0,040	
MDA-MB-468	7,5	0,054	
SKOV-3	79,4	0,026	4.2
U-13898	5,5	- 0,002	
U-251	2,6	0,001	
U-87	2,8	0,003	
J774.2	5,5	0,018	4.3
HUVEC	63,7	0,007	
NHDF	38,6	0,006	

5 BEANTWORTUNG DER FRAGEN

1. Wie reagieren die in dieser Arbeit getesteten zwölf Tumorzelllinien und drei benignen Zelllinien auf unterschiedliche Ascorbinsäure-Konzentrationen?

Die zytotoxische Wirkung von Ascorbinsäure wurde, wie erwartet, durch die Inkubationsdauer beeinflusst. Die Inkubation für 2 Stunden war für keine der getesteten Zelllinien wesentlich zelltoxisch. Damit waren die von der Gruppe um Mark Levine publizierten Daten nicht reproduzierbar (s. hierzu auch die Einleitung). Erst die Verlängerung der Inkubationszeit auf 14 Stunden führte zu messbaren Effekten bei der Zellvitalität. Zelllinien wie BT-20 oder SKOV-3, die sich als überaus widerstandsfähig gegenüber dem Ascorbinsäure-vermittelten zelltoxischen Effekt zeigten, waren in ihrem Wachstum auch bei hohen Konzentrationen von 100 mmol/L Ascorbinsäure nur unwesentlich in ihrer Vitalität eingeschränkt. Am empfindlichsten gegenüber dem Ascorbinsäure-vermittelten Effekt waren die Glioblastomzelllinien U-251 und U-87, die schon bei der geringsten in dieser Arbeit getesteten Konzentration von 5 mmol/L vollständig zerstört waren. Die getesteten benignen Zelllinien wurden durch Ascorbinsäure nur geringfügig in ihrem Wachstum beeinträchtigt.

2. Zur Bestimmung der Zellvitalität wurden zwei Assays, der WST-8 und Kristallviolett Assay, verwendet. Wie unterscheiden sich die Ergebnisse beider Assays?

Beide Assays eignen sich laut Hersteller zur Bestimmung der Zellzahl. Der WST-8 Assay misst die Zellproliferation über die Aktivität mitochondrialer Dehydrogenasen und kann somit als Marker für die enzymatische Aktivität und damit für die Stoffwechselaktivität einer Zelle angesehen werden. Der Kristallviolett-Assay misst die Zellen, die zum Zeitpunkt der Färbung adhärent sind. Unter der Annahme, dass der Verlust an Adhärenz ein spätes Ereignis des Zelltods darstellt, dem Veränderungen im Zellstoffwechsel vorausgehen, definiert der Kristallviolett-Assay Zellvitalität anhand dieses Parameters. Dies bedeutet nicht, dass diese Zellen nicht bereits Indizien aufweisen, die auf einen Zelltod hinweisen. Solche Hinweise sollten mit dem WST-8 Assay aufgespürt werden. So ist bekannt, dass die Stoffwechselaktivität einer Zelle nicht zwangsläufig mit weiteren Vitalfunktionen korrelieren muss. Zellen, die sich in einer frühen Phase des programmierten Zelltods (Apoptose) befinden, zeigen ebenfalls eine gesteigerte Stoffwechselaktivität. Die Daten der vorliegenden Arbeiten deuten darauf hin, dass der WST-8 Assay unter bestimmten Umständen mit Ascorbinsäure zu falsch-positiven Ergebnissen führt; hierzu gehören hohe Ascorbinsäurekonzentrationen und ein hoher Anteil toter Zellen (Abb. 4.7 u. 4.8).

3. Die zytotoxische Wirkung von Ascorbinsäure ist vermutlich durch die Entstehung von Wasserstoffperoxid zu erklären. Reagieren Ascorbinsäure-empfindliche Zelllinien auch sensibel auf den Kontakt mit Wasserstoffperoxid? Schützt Katalase vor der zelltoxischen Wirkung der Ascorbinsäure?

Die fünf Zelllinien BT-20, 23132/87, SKOV-2, U-251 und U-87, die auf die Inkubation mit Ascorbinsäure unterschiedlich stark reagierten (Tab. 4.1), wurden ebenfalls mit Wasserstoffperoxid inkubiert. Dabei zeigte sich die Zelllinie BT-20, die gegenüber dem durch Ascorbinsäure vermittelten zelltoxischen Effekt besonders widerstandsfähig war, auch resistent gegenüber dem zelltoxischen Effekt hoher Wasserstoffperoxid-Konzentrationen. So wiesen diese Zellen nach Inkubation mit 2000 µmol/L Wasserstoffperoxid noch eine Vitalität von 98 Prozent auf. Die für den Ascorbinsäure-vermittelten Effekt sensitiven Glioblastomzellen waren auch in Gegenwart von Wasserstoffperoxid überaus stark in ihrer Vitaliltät eingeschränkt (Abb. 4.14). Der zelltoxische Effekt von Ascorbinsäure wurde durch Zugabe von Katalase gehemmt (Abb. 4.15). Dies deutet darauf hin, dass Ascorbinsäure die lokale Produktion von Wasserstoffperoxid fördert (Abb. 1.2).

6 DISKUSSION

Die Bedeutung von Ascorbinsäure als „Krebsschutzfaktor" wird seit längerem kontrovers diskutiert, zumal es klinischen Studien bisher nicht gelang, die Wirksamkeit von Ascorbinsäure zweifelsfrei zu belegen. Über diese Tatsache können auch vereinzelte Berichte über den erfolgreichen Einsatz von Ascorbinsäure nicht hinweg täuschen (Tareen B et al., 2008; Dong LM et al., 2008; Liu C et al., 2008).

6.1 Ascorbinsäure-sensitive und -resistente Tumorzelllinien

Um die Wirkung von Ascorbinsäure auf Zelllinien zu beschreiben, wurde der EC_{50}-Wert *in vitro* bestimmt (Abb. 4.13). Er beschreibt die Ascorbinsäure-Konzentration, bei der 50 Prozent der Zellen zugrunde gehen. Abb. 4.13 und Tab. 4.2 zeigen, dass die in dieser Arbeit getesteten malignen Zelllinien sich sehr stark in ihren EC_{50}-Werten unterscheiden: 7 Zelllinien haben EC_{50}-Werte unter 20 mmol/L Ascorbinsäure, 4 Zelllinien zwischen 20 und 60 mmol/L Ascorbinsäure und 4 Zelllinien über 60 mmol/L Ascorbinsäure. Diese Daten unterstützen die Aussage von Chen et al. aus dem Jahr 2005, dass Ascorbinsäure auf Tumoren zelltoxisch wirkt. Die Daten der vorliegenden Arbeit zeigen aber auch, dass es Tumorzelllinien gibt, auf die Ascorbinsäure kaum eine zelltoxische Wirkung ausübt.

Die von Chen et al. 2005 präsentierten Daten sind auch aus einem Grund interessant. Die Autoren legen für ihre Beurteilung, ob eine Tumorzelllinie sensitiv für den durch Ascorbinsäure vermittelten zelltoxischen Effekt ist, einen physiologischen Ascorbinsäure-Spiegel von ca. 15 mmol/L zugrunde. Wird dieser Wert auf die *in vitro* Situation übertragen, so sind solche Tumorzelllinien als Ascorbinsäure-sensitiv zu betrachten, die einen EC_{50}-Wert von 15 mmol/L und weniger aufweisen. Bereits Padayatty et al. zeigten, dass durch die intravenöse Gabe von 100 g (!) Ascorbinsäure als Kurzinfusion eine Plasmakonzentration von 15,38 mmol/L erreicht werden kann. Nach einmaliger Gabe von 50 g (!) Ascorbinsäure stellte sich immer noch eine Plasmakonzentration von 13,35 mmol/L ein (Padayatty SJ et al., 2004). Ein solcher physiologischer Wert von 15 mmol/L eröffnet die Möglichkeit, Ascorbinsäure-sensitive Tumoren mit einem EC_{50} Wert um ca. 15 mmol/L erfolgreich zu therapieren. Somit wären nach den Ergebnissen der vorliegenden Arbeit (Tab. 4.2) sechs der zwölf Tumorzelllinien Ascorbinsäure-sensitiv und damit möglicherweise *in vivo* therapierbar. Zu den besonders sensitiven malignen Zellen gehören die Glioblastome (Abb. 4.13).

Inwieweit eine Ascorbinsäurekonzentration um die 15 mmol/L im Plasma klinisch wirklich relevant ist, um das Ansprechen einer Therapie mit Ascorbinsäure vorherzusagen, bleibt zu abzuwarten. Auch die Aussagekraft der *in vitro* bestimmten EC_{50}-Werte für die Klinik kann zum jetzigen Zeitpunkt nicht beurteilt werden. Beide Größen berücksichtigen z.B. nicht die individuell tolerable Konzentration an Ascorbinsäure. Zudem ist zusätzlich zwischen kurzfristigen und langfristigen tolerablen Konzentrationen zu unterscheiden. Hierzu existieren keine evidenzbasierten Daten. Bisher durchgeführte klinische Studien belegen aber, dass intravenöse Applikationen von bis zu 60 g Ascorbinsäure bei Tumorpatienten und sogar bis zu 100 g Ascorbinsäure bei gesunden Patienten keine unerwünschten Wirkungen verursachen (Casciari JJ et al. 2001; Cameron E, 1991).

Inwieweit eine Ascorbinsäurekonzentration im Plasma zwischen 15 bis 20 mmol/L klinisch wirklich relevant ist, um das Ansprechen einer Therapie mit Ascorbinsäure vorherzusagen, und die *in vitro* bestimmten EC_{50}-Werte auch klinisch aussagekräftig sind, bleibt zu abzuwarten. Beide Größen berücksichtigen zumindest nicht die individuell tolerable Konzentration an Ascorbinsäure. Zudem ist zusätzlich zwischen kurzfristigen und langfristigen tolerablen Konzentrationen zu unterscheiden. Hierzu existieren keine evidenzbasierten Daten. Bisher durchgeführte klinische Studien belegen aber, dass die intravenöse Applikationen von einer Gesamtdosis von 60 g (!) Ascorbinsäure bei Tumorpatienten und sogar bis zu einer Gesamtdosis von 100 g (!) Ascorbinsäure bei gesunden Patienten keine unerwünschten Wirkungen verursachen (Padayatty SJ et al., 2004; Casciari JJ et al. 2001; Cameron E, 1991).

6.2 Selektive Wirkung von Ascorbinsäure auf maligne und benigne Zellen

In dieser Arbeit wurden Inkubationszeiten mit Ascorbinsäure zwischen 2 und 14 Stunden überprüft. Wie erwartet, beeinflusste die Inkubationszeit die toxische Wirkung von Ascorbinsäure erheblich. Während die Gruppe um Mark Levine bei 18 von 24 (dies entspricht 75 Prozent) ihrer getesteten humanen Zelllinien einen zelltoxischen Effekt von Ascorbinsäure nach 2 Stunden Inkubation messen konnte (Tab. 1.1), wurden kaum Effekte in der vorliegenden Arbeit beobachtet. In Tab. 6.1 sind die EC_{50}-Werte der Zelllinien aufgeführt, die sowohl in der Publikation von Chen et al. als auch in der vorliegenden Arbeit getestet wurden.

Abb. 6.1: Vergleich der in der vorliegenden Arbeit bestimmten EC_{50}-Werte mit Literaturdaten. Bis auf die Werte für die Glioblastomzelllinie U87 besteht eine sehr gute Übereinstimmung. Die Inkubationszeit für Ascorbinsäure betrug 2 Stunden bei Chen et al. und 14 Stunden in der vorliegenden Arbeit.

Zelllinie	EC_{50} (Chen et al., 2008)	EC_{50} (diese Arbeit)
U87	>20 mmol/L	2,8 mmol/L
HT-29	> 20 mmol/L	49,2 mmol/L
MDA-MB-231	10 mmol/L	12,2 mmol/L
MCF-7	< 5 mmol/L	8,4 mmol/L

Erst die Verlängerung der Inkubationszeit auf 14 Stunden steigerte den zelltoxischen Effekt der Ascorbinsäure. Doch auch nach dieser verlängerten Inkubationszeit wurden Zelllinien identifiziert, die nur geringfügig in Ihrem Wachstum und somit in ihrer Vitalität eingeschränkt waren; hierzu gehörten die Mammakarzinom-Zelllinie BT-20, die Ovarialkarzinomzelllinie SKOV-3 und die Magenkarzinomzelllinie 23132/87. Der Großteil der getesteten Zelllinien war leicht bis mäßig geschädigt. Hierunter befanden sich auch benigne Zellen wie Fibroblasten und HUVEC mit einem EC_{50}-Wert von 39 bzw. 64 mmol/L Ascorbinsäure.

Die unterschiedlichen EC_{50}-Werte der untersuchten Tumorzelllinien (Tab. 4.2) führen unweigerlich zu der Frage nach den zugrunde liegenden Mechanismen. Möglicherweise verfügen Tumorzellen, bei denen Ascorbinsäure keine Schädigungen hervorruft, über einen angepassten Stoffwechsel, der sie vor der toxischen Wirkung der Ascorbinsäure schützt (Giommarelli C et al., 2008). So können Tumorzellen, die Inkubationszeiten mit Ascorbinsäure bis zu 24 Stunden unversehrt überstehen, wenn sie über antioxidative Schutzmechanismen verfügen, wie der Gammaglutamyltransferase (GGT), die den ersten Schritt zur Bildung des antioxidativen Tripeptids Glutathion (GSH) katalysiert (Philips N et al., 2007).

Eine weitere Erklärung für die selektive Wirkung von Ascorbinsäure auf Tumorzellen kann die Beobachtung sein, dass Tumorzellen aufgrund Ihres schnellen Wachstums einen erhöhten Energieverbrauch aufweisen, der sie dazu zwingt, vermehrt Glukosetransporter auf der Zelloberfläche zu exprimieren. Da Ascorbinsäure hauptsächlich über diese Transporter in die Zelle gelangt (Astuya A et al., 2005), könnte dies die unterschiedliche Sensitivität von Tumorzelllinien gegenüber Ascorbinsäure erklären: solche Tumoren, die viel Glukose aufnehmen, reagieren auch sensitiver auf Ascorbinsäure. Auch Zellen der Makrophagenzelllinie J774.2 reagierten empfindlich auf die Inkubation mit Ascorbinsäure (EC_{50}-Wert: 5,5 mmol/L; Tab. 4.2); interessanterweise exprimieren auch Makrophagen Glukosetransporter (nämlich Glut-3 und Glut-5) in hoher Zahl (Fu Y et al. 2004).

Ha et al. beobachteten an einer humanen Magenkarzinom-Zelllinie, dass Ascorbinsäure-Konzentrationen von mehr als 5 mmol/L die Aufnahme von Eisenionen durch verstärkte Expression von Transferrin-Rezeptoren fördert. Eisen liegt oxidiert als Eisen(II) (Fe^{2+}) und Eisen(III) (Fe^{3+}) vor und kann zwischen beiden stabilen Oxidationsformen wechseln. Durch Abgabe eines Elektrons überführt Ascorbinsäure Eisen (III) in Eisen (II) und initiiert hierdurch sogenannte Fenton[1]- und Haber-Weiss[2]-Reaktionen, die zur Bildung von reaktiven Sauerstoff-

---

[1] Hierbei handelt es sich um eine durch Eisensalze katalysierte Oxidation organischer Substrate mit Wasserstoffperoxid in saurem Medium. Sie Ende des 19. Jahrhunderts von J.H. Fenton entdeckt.

spezies führen, da das Eisen(II) Ion sein Elektron auf Sauerstoff überträgt (Ha YM et al., 2009).

Auch wird ein starker Einfluss von Ascorbinsäure auf endotheliale Vorläuferzellen (EPC) diskutiert (Mikirova NA et al., 2008). Da Ascorbinsäure die lokale Konzentration wichtiger Wachstumsfaktoren, z.B. VEGF zur Gefäßneubildung, verringert, behindert sie so die Ausdifferenzierung der endothelialen Vorläuferzellen. Der Tumor kann somit seine Versorgung mit Sauerstoff und Nährstoffen nur noch unzureichend aufrecht erhalten (Mikirova NA et al., 2008; Nespereira B et al., 2003). Dies könnte erklären, warum die Wirkung von Ascorbinsäure auf Tumoren *in vitro* und *in vivo* so unterschiedlich sein kann, da der Aspekt der Gefäßneubildung *in vitro* nicht berücksichtigt werden kann.

6.3 Ascorbinsäure vermittelt zelltoxische Effekte durch Bildung von Wasserstoffperoxid

Ascorbinsäure fördert die Bildung von Wasserstoffperoxid, das zu den reaktiven Sauerstoffspezies gehört – diese sind, vereinfacht gesprochen, die schädliche Form des Sauerstoffs, da sie hochreaktiv sind. Sie entstehen beim sogenannten oxidativen Stress, wenn ein Molekül Sauerstoff weniger als vier Elektronen über die mitochondriale Atmungskette erhält. Reaktive Sauerstoffspezies spielen bei verschiedensten Erkrankungen sowie der Zellalterung eine wesentliche pathophysiologische Rolle. Neuere Studien zeigen aber auch, dass Wasserstoffperoxid nicht nur an der Auslösung von oxidativem Stress beteiligt ist, sondern auch eine wichtige Funktion bei der Signalübertragung übernimmt (Finkel T, 2000).

Die Ergebnisse der vorliegenden Arbeit zeigen, dass Zelllinien wie z.B. BT-20, SKOV-3 und 23132/87, die kaum durch Ascorbinsäure in ihrer Vitalität eingeschränkt waren, auch eine Resistenz gegenüber Wasserstoffperoxid aufwiesen. Hingegen wurden Zelllinien, bei denen Ascorbinsäure zelltoxische Effekte aus-

---

[2] Die Haber-Weiss-Reaktion erzeugt Hydoxylradikale aus Wasserstoffperoxid und Superoxidanionen; z.B.: $Fe^{3+} + \cdot O_2^- \rightarrow Fe^{2+} + O_2$.

löste, auch durch Wasserstoffperoxid geschädigt. Für die Glioblastomzelllinien U-251 und U-87 waren bereits geringe Konzentrationen an Ascorbinsäure, aber auch Wasserstoffperoxid, zelltoxisch (Tab. 4.1). Da exogene Katalase die Zellen vor dem zelltoxischen Effekt der Ascorbinsäure schützten, ist zu vermuten, dass Ascorbinsäure die lokale Bildung von Wasserstoffperoxid auslöst. Damit stellt Wasserstoffperoxid das wesentliche Effektormolekül der zelltoxischen Wirkung der Ascorbinsäure dar. Chen et al. konnten *in vivo* die Bildung von Wasserstoffperoxid nach Ascorbinsäure-Applikation im Tumorgebiet nachweisen (Chen Q et al., 2008). Da Erythrozyten vermehrt Katalase exprimieren und somit vor der schädlichen Wirkung von Wasserstoffperoxid im Blutkreislauf schützen, wird die zelltoxische Wirkung von Ascorbinsäure erst im Gewebe wirksam. Für eine ausreichende therapeutische Dosis von Wasserstoffperoxid im Interstitium eines Tumors machen die Autoren so genannte Metalloproteine verantwortlich, die notwendig sind, um die von der Ascorbinsäure abgegebenen Elektronen auf molekularen Sauerstoff zu übertragen (Abb. 1.2). Da sich solche Metalloproteine vermehrt im Tumorgewebe befinden, wird die selektive Wirkung von Ascorbinsäure auf Tumoren *in vivo* verständlich. Zeigt sich der Tumor zudem sensitiv gegenüber dem Ascorbinsäure-vermittelten zelltoxischen Effekt (s. Abschnitt 6.1), dann sollte nach Chen et al. ein Therapieerfolg möglich sein.

6.4 Ascorbinsäure beeinflusst die Aktivität mitochondrialer Dehydrogenasen

Hahm und Coautoren beschreiben für Ascorbinsäure divergierende Effekte auf Tumorzellen: zum einen kann Ascorbinsäure Apoptose auslösen, zum anderen aber auch das Zellwachstum fördern (Hahm E et al., 2007). In dieser Arbeit wurde erstmals mit dem WST-8 Assay gezeigt, dass Ascorbinsäure die Aktivität mitochondrialer Dehydrogenasen beeinflusst. Diese, eingebettet in den Enzymkomplex der oxidativen Phosphorylierung, sind notwendig, damit die Zelle Energie in Form von Adenosintriphosphat (ATP) bilden kann (Kroemer G et al., 2004). Benötigt eine Zelle mehr Energie, um z.B. zu proliferieren oder in den programmierten Zelltod (Apoptose) überzugehen, so führt dies zu einer Steigerung ihrer (katabolen) Stoffwechselaktivität wie z.B. ihrer mitochondrialen

Dehydrogenasen (Del Llano AM, Lavergne JA, 1992).

In 14 der 15 getesteten Zelllinien erhöhte die zweistündige Inkubation mit Ascorbinsäure die Aktivität der mitochondrialen Dehydrogenase. Im Kristallviolett-Assay wurden keine zelltoxischen Effekte der Ascorbinsäure beobachtet. Die Verlängerung der Inkubationzeit auf 14 Stunden führte ebenfalls zu einer Steigerung der Stoffwechselaktivität nicht nur bei resistenten Zelllinien. Auch Ascorbinsäure-sensitive Zelllinien reagierten mit einem Anstieg der Dehydrogenaseaktivität, doch zeigte sich bei ihnen eindeutig ein Verlust von Zellvitalität. Dies könnte damit zusammenhängen, dass Ascorbinsäure als Reduktionsmittel Elektronen auf das farblose Tetrazolium überträgt und es zum rot gefärbten Formazan reduziert. Damit würde der Kurvenverlauf des WST-8 Assays falsch-positive Daten liefern. Dies scheint insbesondere dann der Fall zu sein, wenn die Zellen vollständig durch Ascorbinsäure zerstört wurden (z.B. Abb .4.7 und 4.8). Die ebenfalls gesteigerte Stoffwechselaktivität bei Ascorbinsäure-resistenten Zelllinien ist aber wahrscheinlich darauf zurückzuführen, dass sie über enzymatische Schutzmechanismen verfügen, die zu ihrer Aktivierung Energie benötigen (Giommarelli C et al., 2008). Zur sicheren Klärung der Mechanismen sind ohne Frage weitere Untersuchungen notwendig.

6.5 Klinische Studien zur Ascorbinsäure

Die von Chen et al. 2008 in der Fachzeitschrift *„Proceedings of the National Academy of Sciences"* publizierte Studie sorgte für großes Aufsehen in den Medien[·)]. Ob die Euphorie berechtigt ist, kann an dieser Stelle nicht entschieden werden, in der vorliegenden Arbeit konnte aber gezeigt werden, dass mit der von den Autoren angegebenen Inkubationszeit von 2 Stunden keinerlei durch die Ascorbinsäure ausgelöste zelltoxische Effekte bei nahezu sämtlich getesteten Zelllinien zu beobachten war. Erst die Verlängerung der Inkubationszeit auf 14 Stunden (Abb. 3.1) führte zu einer Abnahme der Zellvitalität. Unter diesen Bedingungen zeigten sechs der zwölf malignen Zelllinien und eine

---

· u.a. www.stern.de/sonst/Krebsforschung-Vitamin-C-Tumorzellen/545940.html;
www.spiegel.de/wissenschaft/mensch/0,1518,3745 10,00.html

der drei benignen Zelllinien EC_{50}-Werte unter 15 mmol/L Ascorbinsäure.

Wie bereits in der Einleitung erwähnt wurde, lassen einige Publikationen einen antitumoralen Effekt von Ascorbinsäure bei der Krebsbehandlung vermuten. So wurden erst kürzlich zwei Phase-I-Studien (Riordan HD et al., 2005; Hoffer LJ et al. 2008) sowie eine Anwendungsstudie publiziert (Tareen B et al., 2008). Patienten mit Prostatakarzinom, bei denen die Standardtherapie versagte, erhielten täglich intravenös ein Gemisch aus Vitamin C (5000 mg) und Vitamin K3 (50 mg). Am Ende der zwölfwöchigen Behandlungszeit war bei dreizehn der siebzehn Patienten (dies entspricht 76 %) der Tumormarker PSA signifikant verringert ($P<0,05$). Von den fünfzehn Patienten, die nach dieser Zeit die Behandlung fortsetzten, war bisher erst ein Patient nach vierzehn Monaten verstorben. So interessant solche Berichte auch sind, zeigen sie doch eindeutig die Schwächen solcher Studien: erst mit dem Nichtansprechen der Standardtherapie konnte mit der Ascorbinsäure-Therapie begonnen werden, zudem zu geringe Patientenzahlen, keine Doppelblind-Studien und ein zu kurzes „follow-up". Zudem berichten nicht wenige Untersuchungen über erfolglose Behandlungen mit Ascorbinsäure (Cho E et al., 2003; Bael TE et al., 2008; Mantovani G et al. 2008).

Die Verwendung von Ascorbinsäuren in der Tumortherapie bleibt somit weiter umstritten. Um dies zu ändern, wären zahlreiche Fragen zu klären, z.B. nach den molekularen Mechanismen, die für das Ansprechen auf eine Therapie mit Ascorbinsäure verantwortlich sind. Des Weiteren sind Screnningverfahren notwendig, um vor Therapiebeginn die Reaktion des Tumors auf Ascorbinsäure zu testen. Hierzu könnte z.B. eine entnommene Biopsie im Labor aufgearbeitet werden, um die hieraus isolierten Zellen auf eine mögliche Ascorbinsäure-Empfindlichkeit zu testen. Weiter ist sicherzustellen, dass ausreichend hohe Wirkspiegel auch das Tumorgewebe erreichen; dies gelingt ausschließlich mit intravenöser oder intrathekaler Applikation. Der primäre Einsatz von Ascorbinsäure ist sicherlich zunächst in der Supportivtherapie zu sehen. Keinesfalls dürfen Interaktionen zwischen Therapeutika und Ascorbinsäure ausgelöst werden, die das Überleben oder die Lebensqualität des Patienten negativ beeinflussen.

7 AUSBLICK

Zu den weiterführenden Arbeiten gehören sicherlich *in vivo* Versuche, um die selektive Wirksamkeit von Ascorbinsäure auf Tumoren im lebenden Organismus zu untersuchen. Hierzu eignen sich so genannte Xenograft-Tiermodelle, bei denen immuninkompetente Nacktmäuse humane Tumorzellen unter die Haut gespritzt bekommen. Wachsen die Zellen zu einem Tumor heran, dann kann eine mögliche Beeinflussung des Tumorwachstums durch Ascorbinsäure-Injektionen quantitativ durch Ausmessen der Tumoren ermittelt werden.

Zellen schützen sich vor reaktiven Sauerstoffmolekülen durch so genannte Detoxifizierungssysteme; hierzu zählen in erster Linie verschiedenste Enzyme. Ein wichtiges Enzym zum Abbau von Wasserstoffperoxid ist die Katalase. In dieser Arbeit wird gezeigt, dass Ascorbinsäure-empfindliche Zellen durch die Zugabe von Katalase geschützt werden, da sie das mit Hilfe der Ascorbinsäure entstehende Wasserstoffperoxid zerstört.

Andererseits sind z.B. Zellen der BT-20 Zelllinie unempfindlich gegenüber Ascorbinsäure (Tab. 4.2). Eine nahe liegende Erklärung hierfür könnte sein, dass diese Zellen mehr Katalase exprimieren bzw. diese aktiver ist als z.B. Zellen der Ascorbinsäure-empfindlichen Glioblastomzelllinien. Sollte die Katalase für die Ascorbinsäure-Resistenz von großer Bedeutung sein, dann sollten BT-20 Zellen, bei denen die Expression von Katalase mit Hilfe der Interferenz-Technologie gehemmt wurde, sensitiv auf die Inkubation mit Ascorbinsäure reagieren. Der Einsatz spezifischer siRNA (small interfering RNA) ermöglicht es, Katalase-spezifische mRNA gezielt zu zerstören und so Bildung des Enzyms zu verhindern. Die Wirkung von Ascorbinsäure auf diese Katalase-ungeschützten Zellen kann anschließend untersucht werden.

8 ZUSAMMENFASSUNG

Die Bedeutung von Ascorbinsäure als „Krebsschutzfaktor" wird auch weiterhin kontrovers diskutiert. Seit einiger Zeit wird vermutet, dass Ascorbinsäure oxidativen Stress auslöst. In der vorliegenden Untersuchung wurde die Wirkung von Ascorbinsäure auf 12 maligne und 3 benigne Zelllinien *in vitro* untersucht. Die Zellen wurden für 2 bzw. 14 Stunden mit unterschiedlichen Konzentrationen von Ascorbinsäure (5 bis 100 mmol/L) inkubiert und 24, 48 und 72 Stunden nach Versuchsbeginn der Anteil vitaler Zellen bestimmt. Die hierfür verwendeten Assays, WST-8 und Kristallviolett-Assay, ließen zudem Aussagen über die Stoffwechselaktivität (WST-8) und Zellvitalität (Kristallviolett) zu. Die schädigende Wirkung von Ascorbinsäure wurde als EC_{50}-Wert angegeben, bei dieser Ascorbinsäure-Konzentration sind 50 % der Zellen zerstört.

Ascorbinsäure wirkte nach 2 Stunden Inkubation kaum zelltoxisch, während nach 14 Stunden Inkubation eindeutige zelltoxische Effekte bei 6 der 12 malignen Zelllinien zu beobachten waren. So waren die drei getesteten Glioblastomzelllinien allesamt bereits bei einer Ascorbinsäure-Konzentrationen von 5 mmol/L nahezu vollkommen zerstört (EC_{50}: 2,6-5,5 mmol/L). Die Mammakarzinomzelllinie BT-20 hingegen war am widerstandsfähigsten gegenüber dem zelltoxischen Effekt der Ascorbinsäure (EC_{50}: 95 mmol/L).

Als wesentliches Effektormolekül der zelltoxischen Wirkung der Ascorbinsäure wurde Wasserstoffperoxid identifiziert. Die Zugabe von Katalase schützt Ascorbinsäure-sensitive Zellen, in dem es Wasserstoffperoxid abbaut. Ein weiteres Indiz hierfür ist, dass Zelllinien, die gegenüber dem Ascorbinsäure-vermittelten Effekt unempfindlich waren, dies auch gegenüber Wasserstoffperoxid waren. Umgekehrt waren Zelllinien, die empfindlich gegenüber dem Ascorbinsäure-vermittelten zelltoxischen Effekt reagierten, auch empfindlich gegenüber Wasserstoffperoxid.

Eine wesentliche sich aus den Daten dieser Arbeit ergebende Frage ist die, worin sich Ascorbinsäure-resistente Tumorzellen von Ascorbinsäure-empfindlichen Tumorzellen unterscheiden. Da Ascorbinsäure-empfindliche Zellen durch Zugabe von Katalase vor der zelltoxischen Wirkung der Ascorbinsäure geschützt werden, liegt die Vermutung nahe, dass eine wesentliche Ursache hierfür in der zelleigenen Katalase begründet liegt. Somit sollten Ascorbinsäure-resistente Zellen mehr bzw. aktivere Katalase aufweisen, als Ascorbinsäure-empfindliche Zellen. Diese Vermutung ist in weiteren Experimenten zu überprüfen.

9 LITERATUR

Astuya A, Caprile T, Castro M, Salazar K, García Mde L, Reinicke K, Rodríguez F, Vera JC, Millán C, Ulloa V, Low M, Martínez F, Nualart F. **Vitamin C uptake and recycling among normal and tumor cells from the central nervous system.** *J Neurosci Res* 2005; 79(1-2): 146-156.

Bael TE, Peterson BL, Gollob JA. **Phase II trial of arsenic trioxide and ascorbic acid with temozolomide in patients with metastatic melanoma with or without central nervous system metastases.** *Melanoma Res* 2008; 18(2): 147-151.

Berenson JR, Boccia R, Siegel D, Bozdech M, Bessudo A, Stadtmauer E, Talisman Pomeroy J, Steis R, Flam M, Lutzky J, Jilani S, Volk J, Wong SF, Moss R, Patel R, Ferretti D, Russell K, Louie R, Yeh HS, Swift RA. **Efficacy and safety of melphalan, arsenic trioxide and ascorbic acid combination therapy in patients with relapsed or refractory multiple myeloma: a prospective, multicentre, phase II, single-arm study.** *Br J Haematol* 2006; 135(2): 174-183.

Cameron E, Rotman D. **Ascorbic acid, cell proliferation, and cancer.** *Lancet* 1972; 1(7749): 542.

Cameron E, Pauling L. **Supplemental ascorbate in the supportive treatment of cancer: Prolongation of survival times in terminal human cancer.** *Proc Natl Acad Sci* 1976; 73: 3685-3689.

Cameron E, Pauling L. **Supplemental ascorbate in the supportive treatment of cancer: reevaluation of prolongation of survival times in terminal human cancer.** *Proc Natl Acad Sci* 1978; 75: 4538-4542.

Cameron E, Pauling L, Leibovitz B. **Ascorbic acid and cancer: a review.** *Cancer Res* 1979; 39(3): 663-681.

Cameron E.: **Protocol for the use of vitamin C in treatment of cancer.** *Med Hypotheses.* 1991; 36(3): 190-194.

Cao C, Lu S, Kivlin R, Wallin B, Card E, Bagdasarian A, Tamakloe T, Chu WM, Guan KL, Wan Y. **AMP-activated protein kinase contributes to UV- and H2O2-induced apoptosis in human skin keratinocytes.** *J Biol Chem* 2008; 283(43): 28897-28908.

Casciari JJ, Riordan NH, Schmidt TL, Meng XL, Jackson JA, Riordan HD: **Cytotoxicity of ascorbic acid lipoic acid and other antioxidants in hollow fibre in vitro tumours.** *Br J Cancer* 2001; 84: 1544-1550.

Chen Q, Espey MG, Krishna MC, Mitchell JB, Corpe CP, Buettner GR, Shacter E, Levine M. **Pharmacologic ascorbic acid concentrations selectively kill cancer cells: action as a pro-drug to deliver hydrogen peroxide to tissues.** *Proc Natl Acad Sci* 2005; 102(38): 13604-13609.

Chen Q, Espey MG, Sun AY, Lee JH, Krishna MC, Shacter E, Choyke PL, Pooput C, Kirk KL, Buettner GR, Levine M. **Ascorbate in pharmacologic concentrations selectively generates ascorbate radical and hydrogen peroxide in extracellular fluid in vivo.** Proc Natl Acad Sci U S A 2007; 104(21): 8749-8754.

Chen Q, Espey MG, Sun AY, Pooput C, Kirk KL, Krishna MC, Khosh DB, Drisko J, Levine M. **Pharmacologic doses of ascorbate act as a prooxidant and decrease growth of aggressive tumor xenografts in mice.** *Proc Natl Acad Sci* 2008; 105(32):11105-11109.

Cho E, Hunter DJ, Spiegelman D, Albanes D, Beeson WL, van den Brandt PA, Colditz GA, Feskanich D, Folsom AR, Fraser GE, Freudenheim JL, Giovannucci E, Goldbohm RA, Graham S, Miller AB, Rohan TE, Sellers TA, Virtamo J, Willett WC, Smith-Warner SA. **Intakes of vitamins A, C and E and folate and multivitamins and lung cancer: a pooled analysis of 8 prospective studies.** *Int J Cancer* 2006; 118(4): 970-978.

Cho E, Spiegelman D, Hunter DJ, Chen WY, Zhang SM, Colditz GA, Willett WC. **Premenopausal intakes of vitamins A, C, and E, folate, and carotenoids, and risk of breast cancer.** *Cancer Epidemiol Biomarkers Prev* 2003; 12(8): 713-720.

Covello KL, Simon MC, Keith B. **Targeted replacement of hypoxia-inducible factor-1alpha by a hypoxia-inducible factor-2alpha knock-in allele promotes tumor growth.** *Cancer Res* 2005; 65(6): 2277-2286.

Creagan ET, Moertel CG, O'Fallon JR, Schutt AJ, O'Connell MJ, Rubin J, Frytak S. **Failure of high-dose vitamin C (ascorbic acid) therapy to benefit patients with advanced cancer. A controlled trial.** *N Engl J Med* 1979; 301(13): 687-690.

Del Llano AM, Lavergne JA; Symposium on Nonhuman Primate Models for AIDS. **The combined assessment of cellular apoptosis, mitochondrial function and proliferative response to PWM has predictive value in SIV infection.** *J Med Primatol* 1992 Sep-Oct; 21: abstract no. 13.

Finkel T. **Redox-dependent signal transduction.** *FEBS Lett* 2000; 476(1-2): 52-54.

Fu Y, Maianu L, Melbert BR, Garvey WT **Facilitative glucose transporter gene expression in human lymphocytes, monocytes, and macrophages: a role for GLUT isoforms 1, 3, and 5 in the immune response and foam cell formation *Blood Cells Mol Dis* 2004; 32(1): 182-190.

Gao P, Zhang H, Dinavahi R, Li F, Xiang Y, Raman V, Bhujwalla ZM, Felsher DW, Cheng L, Pevsner J, Lee LA, Semenza GL, Dang CV. **HIF-dependent antitumorigenic effect of antioxidants** *in vivo*. *Cancer Cell* 2007; (3): 230-238.

Giommarelli C, Corti A, Supino R, Favini E, Paolicchi A, Pompella A, Zunino F. **Cellular response to oxidative stress and ascorbic acid in melanoma cells overexpressing gamma-glutamyltransferase.** *Eur J Cancer* 2008; 44(5): 750-759.

Ha YM, Park MK, Kim HJ, Seo HG, Lee JH, Chang KC. **High concentrations of ascorbic acid induces apoptosis of human gastric cancer cell by p38-MAP kinase-dependent up-regulation of transferrin receptor.** *Cancer Lett* 2009; 277(1): 48-54.

Hahm E, Jin DH, Kang JS, Kim YI, Hong SW, Lee SK, Kim HN, Jung da J, Kim JE, Shin DH, Hwang YI, Kim YS, Hur DY, Yang Y, Cho D, Lee MS, Lee WJ. **The molecular mechanisms of vitamin C on cell cycle regulation in B16F10 murine melanoma.** *J Cell Biochem* 2007; 102(4):1002-1010.

Hervouet E, Cízková A, Demont J, Vojtísková A, Pecina P, Franssen-van Hal NL, Keijer J, Simonnet H, Ivánek R, Kmoch S, Godinot C, Houstek J. **HIF and reactive oxygen species regulate oxidative phosphorylation in cancer.** *Carcinogenesis* 2008; 29(8): 1528-1537.

Hoelzl C, Glatt H, Meinl W, Sontag G, Haidinger G, Kundi M, Simic T, Chakraborty A, Bichler J, Ferk F, Angelis K, Nersesyan A, Knasmüller S. **Consumption of Brussels sprouts protects peripheral human lymphocytes against 2-amino-1-methyl-6-phenylimidazo[4,5-b]pyridine (PhIP) and oxidative DNA-damage: results of a controlled human intervention trial.** *Mol Nutr Food Res* 2008; 52(3): 330-341.

Hoffer LJ, Levine M, Assouline S, Melnychuk D, Padayatty SJ, Rosadiuk K, Rousseau C, Robitaille L, Miller WH Jr. **Phase I clinical trial of i.v. ascorbic acid in advanced malignancy.** *Ann Oncol* 2008; 19(11): 1969-1974.

Kang JS, Cho D, Kim YI, Hahm E, Kim YS, Jin SN, Kim HN, Kim D, Hur D, Park H, Hwang YI, Lee WJ. **Sodium ascorbate (vitamin C) induces apoptosis in melanoma cells via the down-regulation of transferrin receptor dependent iron uptake.** *J Cell Physiol* 2005; 204(1): 192-197.

Kroemer G, Pouyssegur J. **Tumor cell metabolism: cancer's Achilles' heel.** *Cancer Cell* 2008; 13(6): 472-482.

Kueng W Kueng W, Silber E, Eppenberger U. **Quantification of cells cultured on 96-well plates.** *Anal Biochem* 1989; 182(1): 16-19.

Levine M, Rumsey SC, Wang Y, Park J, Kwon O, Amano N. **In situ kinetics: aapproach to recommended intake of vitamin C.** *Methods Enzymol* 1997; 281: 425-437.

Levine M. **New concepts in the biology and biochemistry of ascorbic acid.** *N Engl J Med* 1986; 314(14): 892-902.

Liu C, Russell RM. **Nutrition and gastric cancer risk: an update.** *Nutr Rev* 2008; 66(5): 237-249.

Maliakel DM, Kagiya TV, Nair CK. **Prevention of cisplatin-induced nephrotoxicity by glucosides of ascorbic acid and alpha-tocopherol.** *Exp Toxicol Pathol* 2008; 60(6): 521-527.

Mantovani G, Macciò A, Madeddu C, Gramignano G, Serpe R, Massa E, Dessì M, Tanca FM, Sanna E, Deiana L, Panzone F, Contu P, Floris C. **Randomized phase III clinical trial of five different arms of treatment for patients with cancer cachexia: interim results.** *Nutrition* 2008; 24(4): 305-313.

McCormick WJ. **Cancer: the preconditioning factor in pathogenesis.** *Arch Pediartr* 1954; 71: 313-322.

McCormick WJ. **Cancer: a collagen disease, secondary to a nutritional deficiency?** *Arch Pediatr* 1959; 76: 166-171.

Mikirova NA, Ichim TE, Riordan NH. **Anti-angiogenic effect of high doses of ascorbic acid.** *J Transl Med* 2008; 6: 50.

Moertel CG, Fleming TR, Creagan ET, Rubin J, O'Connell MJ, Ames MM. **High-dose vitamin C versus placebo in the treatment of patients with advanced cancer who have had no prior chemotherapy. A randomized double-blind comparison.** *N Engl J Med* 1985; 312(3): 137-141.

Mosmann T. **Rapid colorimetric assay for cellular growth and survival: application to proliferation and cytotoxicity assays.** *J Immunol Methods* 1983; 65(1-2): 55-63.

Murray JC, Burch JA, Streilein RD, Iannacchione MA, Hall RP, Pinnell SR. **A topical antioxidant solution containing vitamins C and E stabilized by ferulic acid provides protection for human skin against damage caused by ultraviolet irradiation.** *J Am Acad Dermatol* 2008; 59(3): 418-425.

Nespereira B, Pérez-Ilzarbe M, Fernández P, Fuentes AM, Páramo JA, Rodríguez JA. **Vitamins C and E downregulate vascular VEGF and VEGFR-2 expression in apolipoprotein-E-deficient mice.** *Atherosclerosis* 2003; 171(1): 67-73.

Oberley TD, Oberley LW. **Antioxidant enzyme levels in cancer.** *Histol Histopathol* 1997; 12(2): 525-535.

Padayatty SJ, Sun H, Wang Y, Riordan HD, Hewitt SM, Katz A, Wesley RA, Levine M. **Vitamin pharmakokinetcs. Implications for oral and intraveneous use.** *Ann Int Med* 2004; 140: 553-537.

Peterkofsky B, Prather W. **Cytotoxicity of ascorbate and other reducing agents towards cultured fibroblasts as a result of hydrogen peroxide formation.** *J Cell Physiol* 1977; 90(1): 61-70.

Philips N, Keller T, Holmes C. **Reciprocal effects of ascorbate on cancer cell growth and the expression of matrix metalloproteinases and transforming growth factor-beta.** *Cancer Lett* 2007; 256(1): 49-55.

Riordan HD, Hunninghake RB, Riordan NH, Jackson JJ, Meng X, Taylor P, Casciari JJ, González MJ, Miranda-Massari JR, Mora EM, Rosario N, Rivera A. **Intravenous ascorbic acid: protocol for its application and use.** *P R Health Sci J* 2003; 22(3): 287-290.

Riordan HD, Casciari JJ, González MJ, Riordan NH, Miranda-Massari JR, Taylor P, Jackson JA. **A pilot clinical study of continuous intravenous ascorbate in terminal cancer patients.** *P R Health Sci J* 2005; 24(4): 269-276.

Sestili P, Brandi G, Brambilla L, Cattabeni F, Cantoni O. **Hydrogen peroxide mediates the killing of U937 tumor cells elicited by pharmacologically attainable concentrations of ascorbic acid: cell death prevention by extracellular catalase or catalase from cocultured erythrocytes or fibroblasts.** *J Pharmacol Exp Ther* 1996; 277(3): 1719-1725.

Tareen B, Summers JL, Jamison JM, Neal DR, McGuire K, Gerson L, Diokno A. **A 12 week, open label, phase I/IIa study using apatone for the treatment of prostate cancer patients who have failed standard therapy.** *Int J Med Sci* 2008; 5(2): 62-67.

Walenta S, Wetterling M, Lehrke M, Schwickert G, Sundfør K, Rofstad EK, Mueller-Klieser W. **High lactate levels predict likelihood of metastases, tumor recurrence, and restricted patient survival in human cervical cancers.** *Cancer Res* 2000, 60: 916-921.

10 ANHANG

10.1 Ascorbinsäure-Effekte nach 2 Stunden Inkubation

Die WST-8 Diagramme sind links und die Kristallviolettdiagramme rechts abgebildet.

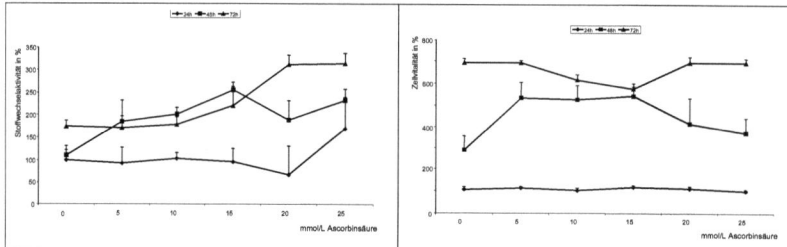

Abb. 10.1: Die Kolonkarzinomzelllinie HT-29. WST-8 Assay: Der Stoffwechsel wurde durch Ascorbinsäure erhöht – auch wenn die Ergebnisse für die einzelnen Kulturtage sehr unterschiedlich waren. **KV-Assay:** Die Zellzahl nahm zwar mit der Dauer der Kultur zu, sie war aber über den gesamten Konzentrationsbereich nahezu konstant (24 und 72 Stunden). 5 mmol/L Ascorbinsäure scheint die Zellteilung zu fördern, während ab 15 mmol/L diese gehemmt wurde.

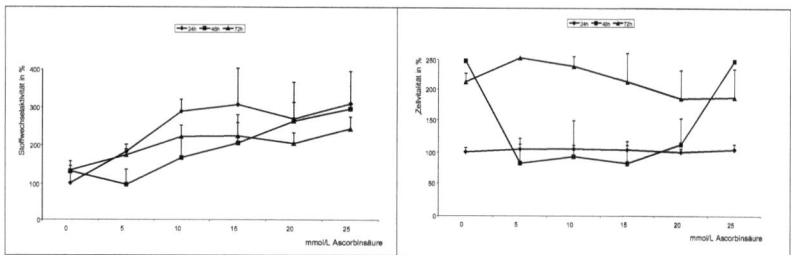

Abb. 10.2: Die Magenkarzinomzelllinie 23132/89. WST-8 Assay: Der Stoffwechsel wurde durch Ascorbinsäure erhöht – auch wenn im zeitlichen Verlauf sich die Stoffwechselaktivität verringerte. **KV-Assay:** Starke Zunahme der Zellzahl nach 72 Stunden Kultur. Der Kurvenverlauf für die 48-stündige Kultur überrascht und wäre auch für die 72-stündige Kultur zu erwarten gewesen.

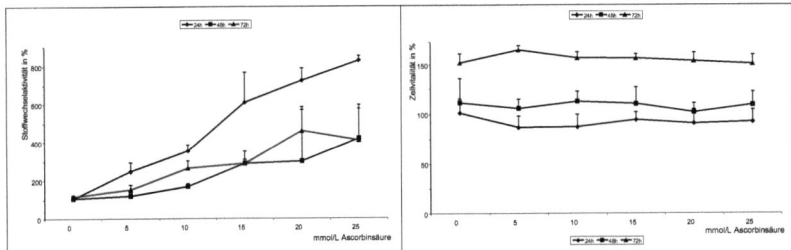

Abb. 10.3: Die Mammakarzinomzelllinie MDA-MB 231. WST-8 Assay: Der Stoffwechsel wurde durch Ascorbinsäure erhöht – auch wenn im zeitlichen Verlauf sich die Stoffwechselaktivität verringerte. **KV-Assay:** Leichte Zunahme der Zellzahl nach 48 Stunden und starke Zunahme nach 72 Stunden Kultur. Ascorbinsäure beeinflusste nicht die Zellteilung.

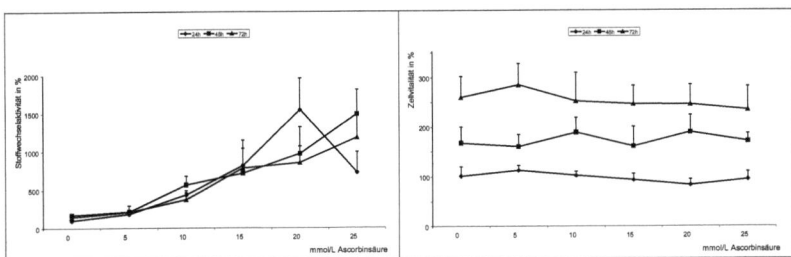

Abb. 10.4: Die Mammakarzinomzelllinie MDA-MB 468. WST-8 Assay und KV-Assay: Starke Parallelen zu MDA-MB 231. Siehe Kommentare dort.

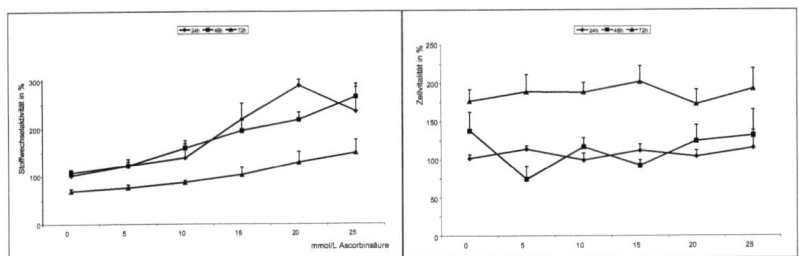

Abb. 10.5: Die Mammakarzinomzelllinie BT-20. WST-8 Assay: Der Stoffwechsel wurde durch Ascorbinsäure erhöht – auch wenn im zeitlichen Verlauf sich die Stoffwechselaktivität verringerte. **KV-Assay:** Die Zellzahl nahm nach 72 Stunden Kultur am deutlichsten zu. Ascorbinsäure beeinflusste nicht die Zellteilung (nahezu identische Zellzahlen bei sämtlichen Konzentrationen).

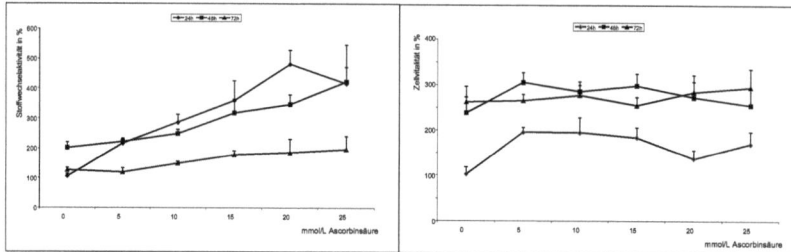

Abb. 10.6: Die Pankreaskarzinomzelllinie BXPC-3. WST-8 Assay: Der Stoffwechsel wurde durch Ascorbinsäure erhöht – auch wenn im zeitlichen Verlauf sich die Stoffwechselaktivität verringerte. **KV-Assay:** Ascorbinsäure beeinflusste nicht die Zellteilung (nahezu identische Zellzahlen bei sämtlichen Konzentrationen).

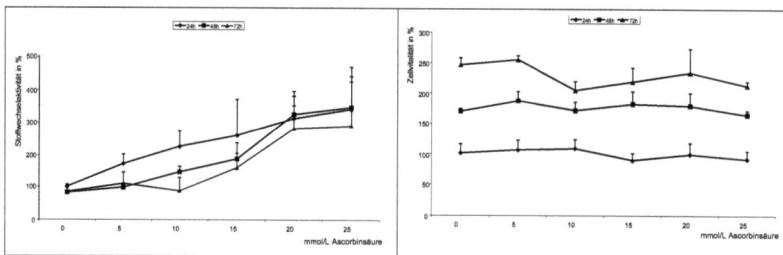

Abb. 10.7: Die Rektumkarzinomzelllinie MRT-18. WST-8 Assay: Der Stoffwechsel wurde durch Ascorbinsäure erhöht – auch wenn im zeitlichen Verlauf sich die Stoffwechselaktivität verringerte. **KV-Assay:** Ascorbinsäure beeinflusste nicht die Zellteilung (nahezu identische Zellzahlen bei sämtlichen Konzentrationen).

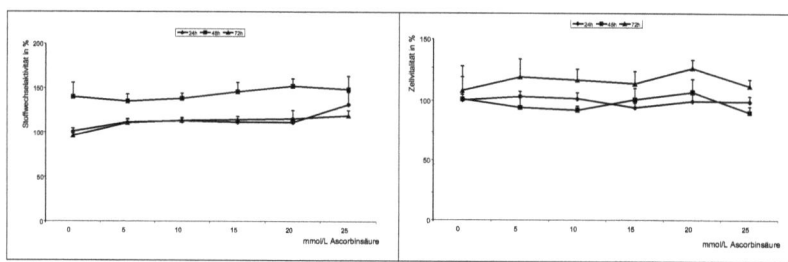

Abb. 10.8: Die Fibroblastenzelllinie NHDF. WST-8 Assay: Der Stoffwechsel wurde durch Ascorbinsäure unwesentlich erhöht. **KV-Assay:** Ascorbinsäure beeinflusste nicht die Zellteilung (nahezu identische Zellzahlen bei sämtlichen Konzentrationen).

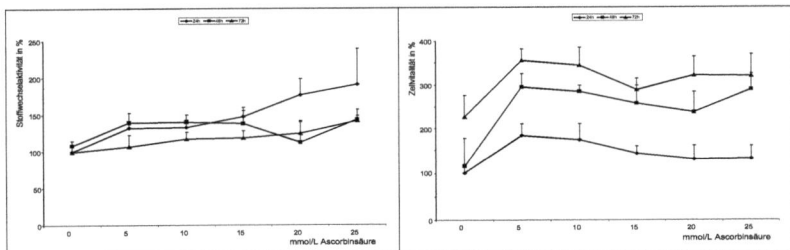

Abb. 10.9: Die Glioblastomzelllinie U-87. WST-8 Assay: Die Stoffwechselaktivität zeigte eine leichte konzentrationsabhängige Steigerung in der 24 Stunden Kultur. **KV-Assay:** Über alle Konzentrationen hinweg wurde eine Stimulation der Zellproliferation beobachtet.

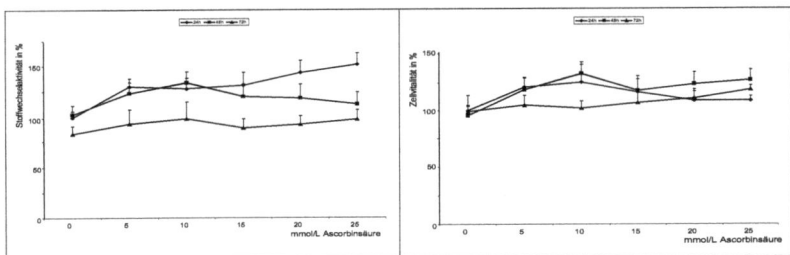

Abb. 10.10: Die Glioblastomzelllinie U251. WST-8 Assay: Der Stoffwechsel ist nur in der 24 Stunden Kultur leicht erhöht. **KV-Assay:** Es bestand nur eine geringe ascorbinsäureunabhängige Zunahme der Zellzahl.

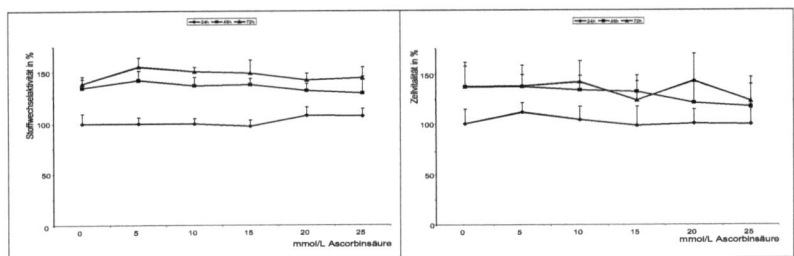

Abb. 10.11: Die Glioblastomzelllinie U138. WST-8 Assay: Die Stoffwechselaktivität nahm, unabhängig von der Ascorbinsäurekonzentration, über den dreitägigen Verlauf der Kulturzeit leicht zu. **KV-Assay:** Eine leichte ascorbinsäureunabhängiger Wachstumsanstieg war zu sehen, welcher nach 48 Stunden Kulturzeit stagnierte.

10.2 Ascorbinsäure-Effekte nach 14 Stunden Inkubation

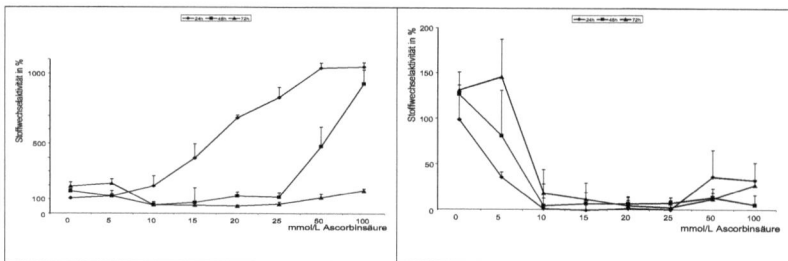

Abb. 10.12: Die Glioblastomzelllinie U138. WST- 8 Assay: Bereits ab 10 mmol/L bestand ein Anstieg der Stoffwechselaktivität bei der Versuchsdauer von 24 Stunden, der zu bei einer Versuchdauer von 48 und 72 Stunden erst ab 50 mmol/L zu sehen war. **KV-Assay:** Ab 10 mmol/L wurde bereits keine Vitalität mehr beobachtet.

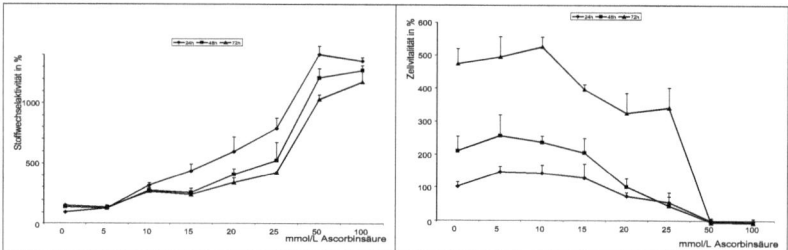

Abb. 10.13: Die Pankreaskarzinomzellline BXPC 3. WST-8 Assay: Ein kontinuierlicher Anstieg des Stoffwechselaktivität bestand zu allen Zeitpunkten. **KV-Assay:** Die Zellzahl nahm in den niedrigen Konzentrationen bis 10 mmol/L zu. Ab 25 mmol/L wurde bei einer Versuchsdauer von 24 und 48 Stunden eine verminderte Zellvitalität beobachtet, bei einer Versuchsdauer von 72 Stunden bereits ab 15 mmol/L.

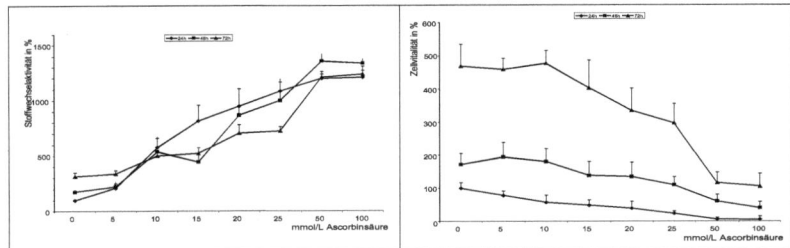

Abb. 10.14: Die Kolonkarzinomzelllinie HT-29. WST-8 Assay: Ascorbinsäure erhöhte die Stoffwechselaktivität konzentrationsabhängig. **KV-Assay:** Eine leichte konzentrationsabhängige Abnahme der Zellvitalität wurde beobachtet.

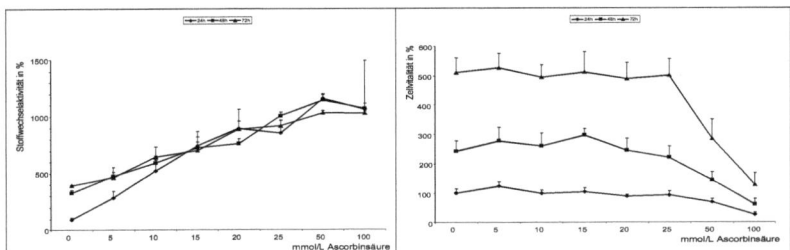

Abb. 10.15: Die Rektumkarzinomzelllinie MRT-18. WST-8 Assay: Die Stoffwechselaktivität wurde konzentrationsabhängig durch Ascorbinsäure erhöht. **KV-Assay:** Das Zellvitalität stieg kontinuierlich, erst ab 50 mmol/L verminderte sich die Vitalität.

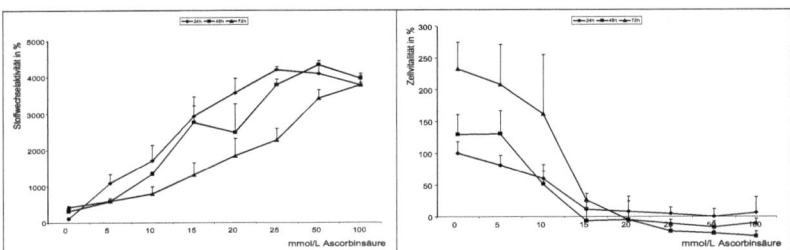

Abb. 10.16: Die Mammakarzinomzelllinie MCF-7. WST-8 Assay: Die Stoffwechselaktivität wurde konzentrationsabhängig durch Ascorbinsäure erhöht. **KV-Assay:** Die Zellproliferation wurde schon bei niedrigen Konzentrationen negativ beeinflusst. Ab 15 mol/L waren keine vitalen Zellen mehr nachzuweisen.

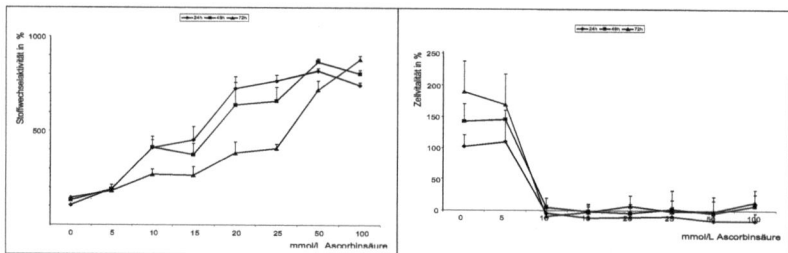

Abb. 10.17: Die Mammakarzinomzelllinie MDA-MB-468. WST-8 Assay: Die Stoffwechselaktivität wurde konzentrationsabhängig durch Ascorbinsäure erhöht. **KV-Assay:** 5 mmol/L Ascorbinsäure wies einen geringen Effekt auf die Zellvitalität, während ab 20 mmol/L keine vitalen Zellen mehr nachzuweisen waren.

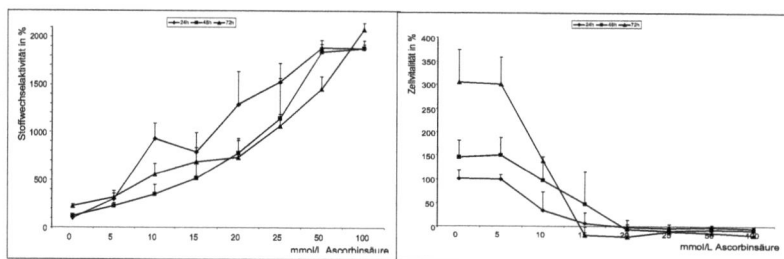

Abb. 10.18: Die Mammakarzinom MDA-MB-231. WST-8 Assay: Die Stoffwechselaktivität wurde konzentrationsabhängig durch Ascorbinsäure erhöht. **KV-Assay:** Bereits ab 10 mmol/L Ascorbinsäure wurde eine verminderte Zellvitalität beobachtet.

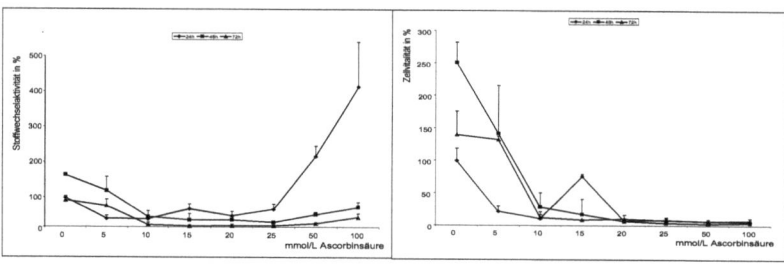

Abb. 10.19: Die Makrophagenzelllinie J774.2. WST-8 Assay: Die Stoffwechselaktivität stieg ab einer Ascorbinsäurekonzentration 50 mmol/L bei einer Versuchsdauer von 24 Stunden Kultur stark an – dieser Effekt wurde bei einer Versuchsdauer von 48 und 72 Stunden nicht mehr beobachtet. **KV-Assay:** Die Zellvitalität war stark abhängig von der Ascorbinsäure-Konzentration; spätestens ab 15 mmol/L waren keine vitalen Zellen mehr vorhanden.

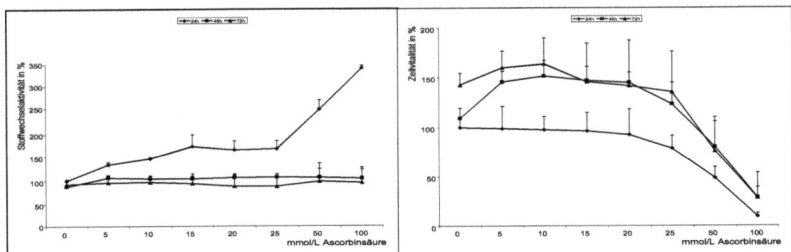

Abb. 18.20: Endothelzellen (HUVEC).WST-8 Assay: Nur in der 24 Stunden Kultur war ab 50 mmol/L ein deutlicher Anstieg der Stoffwechselaktivität zu erkennen. **KV-Assay:** Die Zellkulturen waren vital bis zu einer Ascorbinsäure-Konzentration von 25 mmol/L.

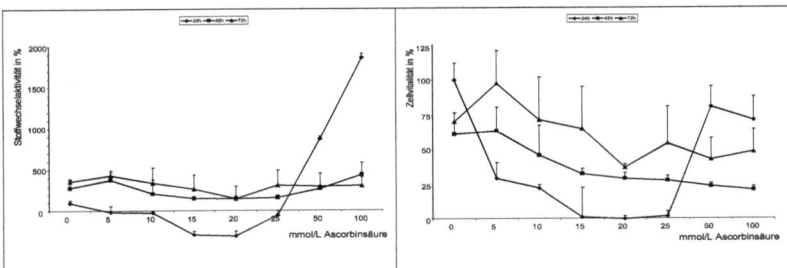

Abb. 10.21: Die Fibroblastenzelllinie NHDF. WST-8 Assay: Die Stoffwechselaktivität wurde, bis auf die Versuchdauer von 24 Stunden, nicht beeinflusst. **KV-Assay:** Die Datenlage ist sehr uneinheitlich, möglicherweise war die Zelldichte zu hoch.

Tab. 10.1: Induktion zelltoxischer Effekte durch Ascorbinsäure nach 14-stündiger Inkubation in Abhängigkeit von der Kulturdauer (s. auch Abb. 3.1). Gezeigt sind die EC_{50}-Werte.

Zelllinie	24 Stunden	48 Stunden	72 Stunden
23132/87	66,6	89,0	98,7
BT-20	101,4	94,9	98,7
BXPC-3	26,1	23,9	28,2
HRT-18	78,3	58,4	69,7
HT-29	38,3	49,2	46,8
MCF-7	9,6	8,4	10,1
MDA-MB-231	10,7	12,2	9,7
MDA-MB-468	7,4	7,5	7,3
SKOV-3	35,7	79,4	89,9
U-13898	4,5	5,5	7,7
U-251	2,3	2,6	2,5
U-87	2,5	2,8	2,7
J774.2	4,4	5,5	6,6
HUVEC	59,5	63,7	63,7
NHDF	30,9	38,6	52,3

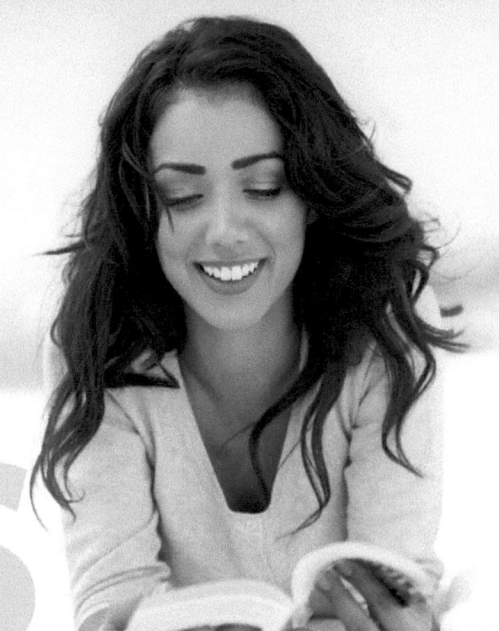

i want morebooks!

Buy your books fast and straightforward online - at one of world's fastest growing online book stores! Free-of-charge shipping and environmentally sound due to Print-on-Demand technologies.

Buy your books online at
www.get-morebooks.com

Kaufen Sie Ihre Bücher schnell und unkompliziert online – auf einer der am schnellsten wachsenden Buchhandelsplattformen weltweit! Versandkostenfrei und dank Print-On-Demand umwelt- und ressourcenschonend produziert.

Bücher schneller online kaufen
www.morebooks.de

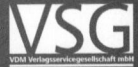

VDM Verlagsservicegesellschaft mbH
Heinrich-Böcking-Str. 6-8　　Telefon: +49 681 3720 174　　info@vdm-vsg.de
D - 66121 Saarbrücken　　　Telefax: +49 681 3720 1749　　www.vdm-vsg.de

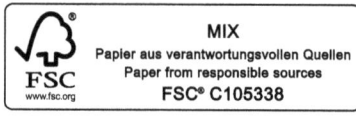

Printed by Books on Demand GmbH, Norderstedt / Germany